聴くだけで記憶が鮮明に蘇るパーソナルソング

CDつき

一般社団法人日本パーソナルソング・メソッド協会理事
津森修二 著
東北大学医学部臨床教授
藤井昌彦 監修

サンマーク出版

Music gives a soul to the universe,
音楽は世界に魂を与え、
wings to the mind,
精神に翼を与える。
flight to the imagination
そして想像力に高揚を授け、
and life to everything.
あらゆるものに生命を授ける。

Plato
プラトン　哲学者

case1
要介護Ⅰ
90代女性

認知症患者の記憶力が上がり生活動作を取り戻した！

ほぼ毎日デイサービスの施設を利用しているのに、何も覚えられずにいた90代の女性。トイレに行きたくなると毎回、介護士さんに「トイレはどこ？」と不安げに尋ねていました。アルツハイマー型認知症がかなり進行していて、家族の名前も言えません。いろいろなことを忘れるうちに心を閉ざしていったようです。

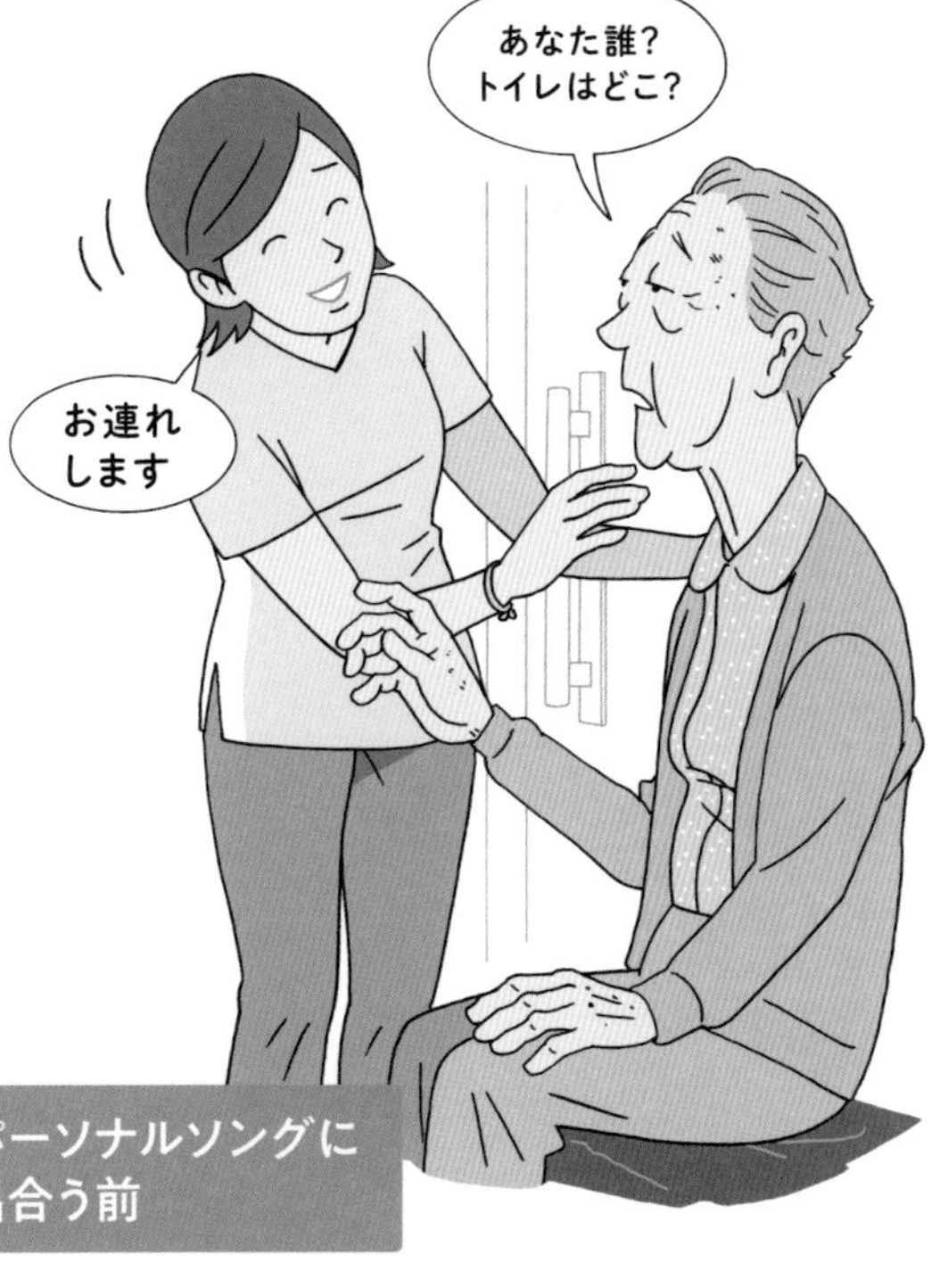

パーソナルソングに出合う前

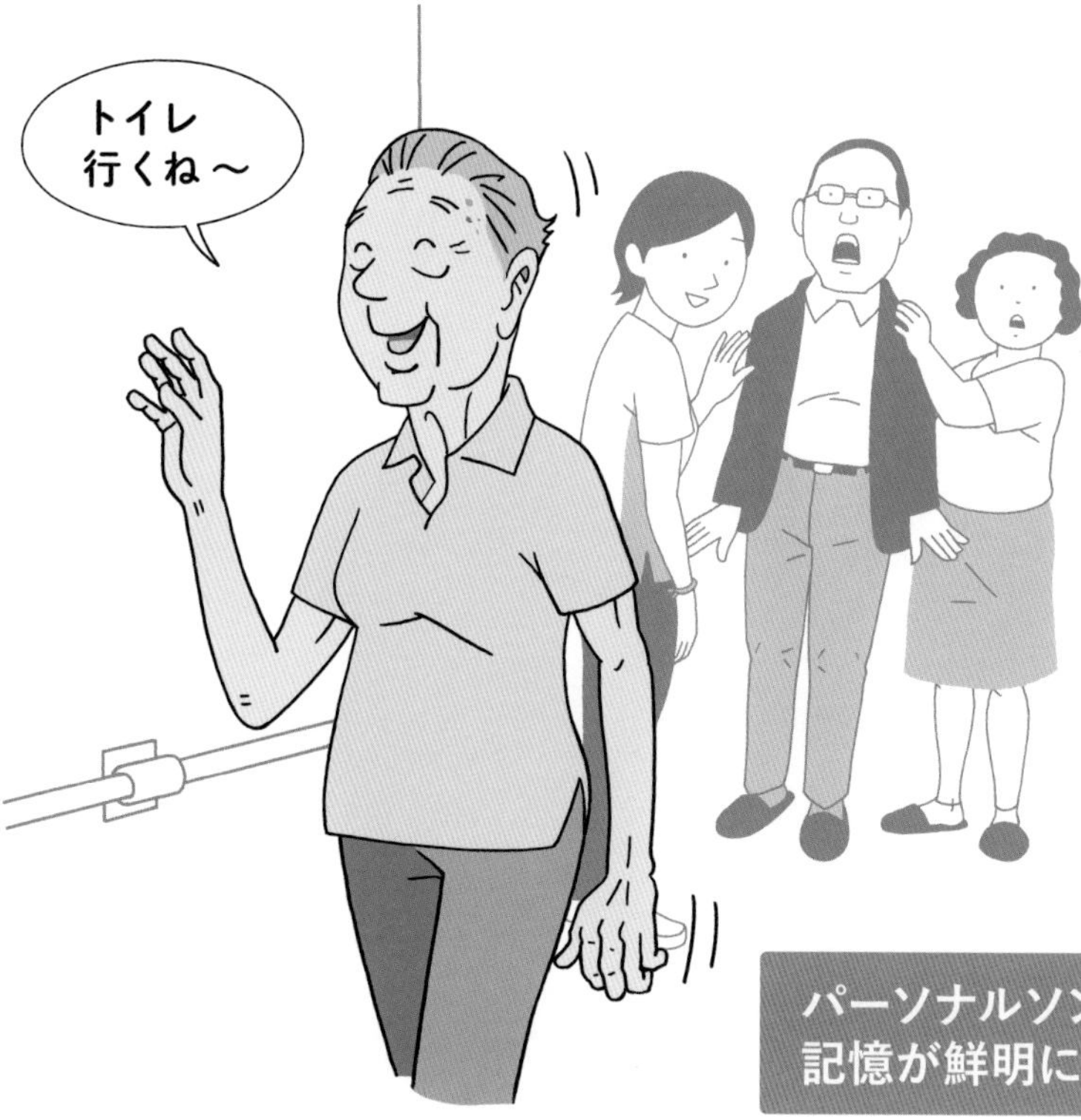

パーソナルソングで記憶が鮮明に蘇ると

パーソナルソング・メソッド（PSM）で記憶が鮮明に蘇る体験を繰り返すと「トイレ行くね～」とひとりで用を足せるように。両親の名前も言えるようになりました。さらに数回しかお会いしていない私たちを覚え、彼女のほうから笑顔で手を振ってくれるように。しかも大好きな塗り絵を片付け、パーソナルソング・メソッドを実施してきた2階の部屋に自らの意思と判断で来てくれたのです。

case2
要介護Ⅱ
80代女性

つねに不満を吐き出す認知症患者が笑顔で話せるように

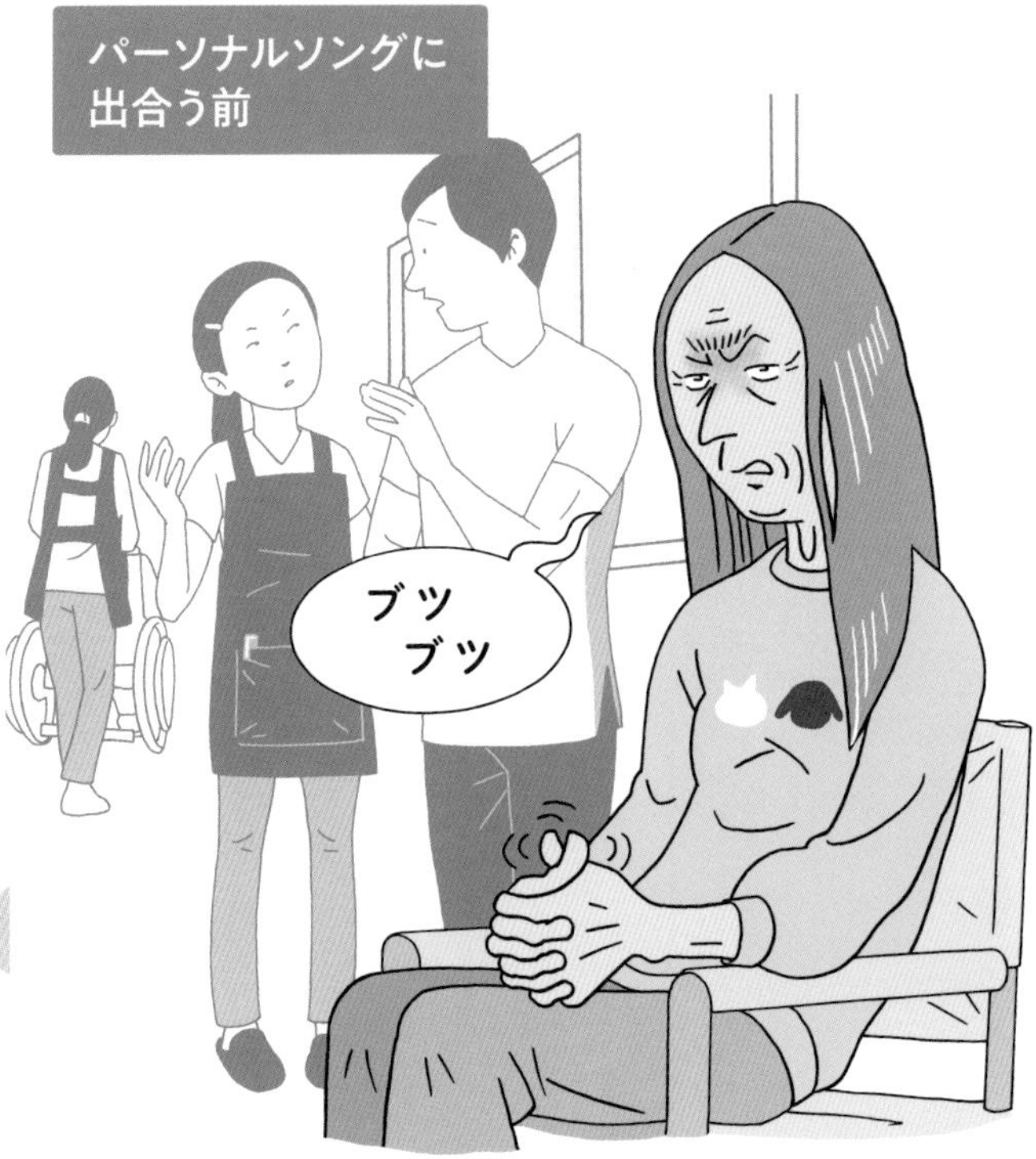

80代の女性は重篤なアルツハイマー型認知症で、いつも怖い顔でブツブツと何かをつぶやいています。しかも家族の名前すら言えません。どんな話題を振っても「あの女はちっとも家のことをしない」「あの女のせいで、楽しい思い出なんて一つもない」などという、ご自身の母親に対する愚痴《ぐち》にすり替わり、その話を延々と繰り返していました。

どの話も「あの女は」と母親への愚痴につなげていたのが、記憶が鮮明に蘇る体験を重ねると笑顔が増え、5回実施したころには「朝起きるとすぐラジオをつけてね」など自分の話をするように。家族の名前も全員言えます。7回目以降は私たちの名前を覚え、11回目には穏やかな口調で「本当に、あの女も困ったものよね」と笑顔で母親を許すようになりました。

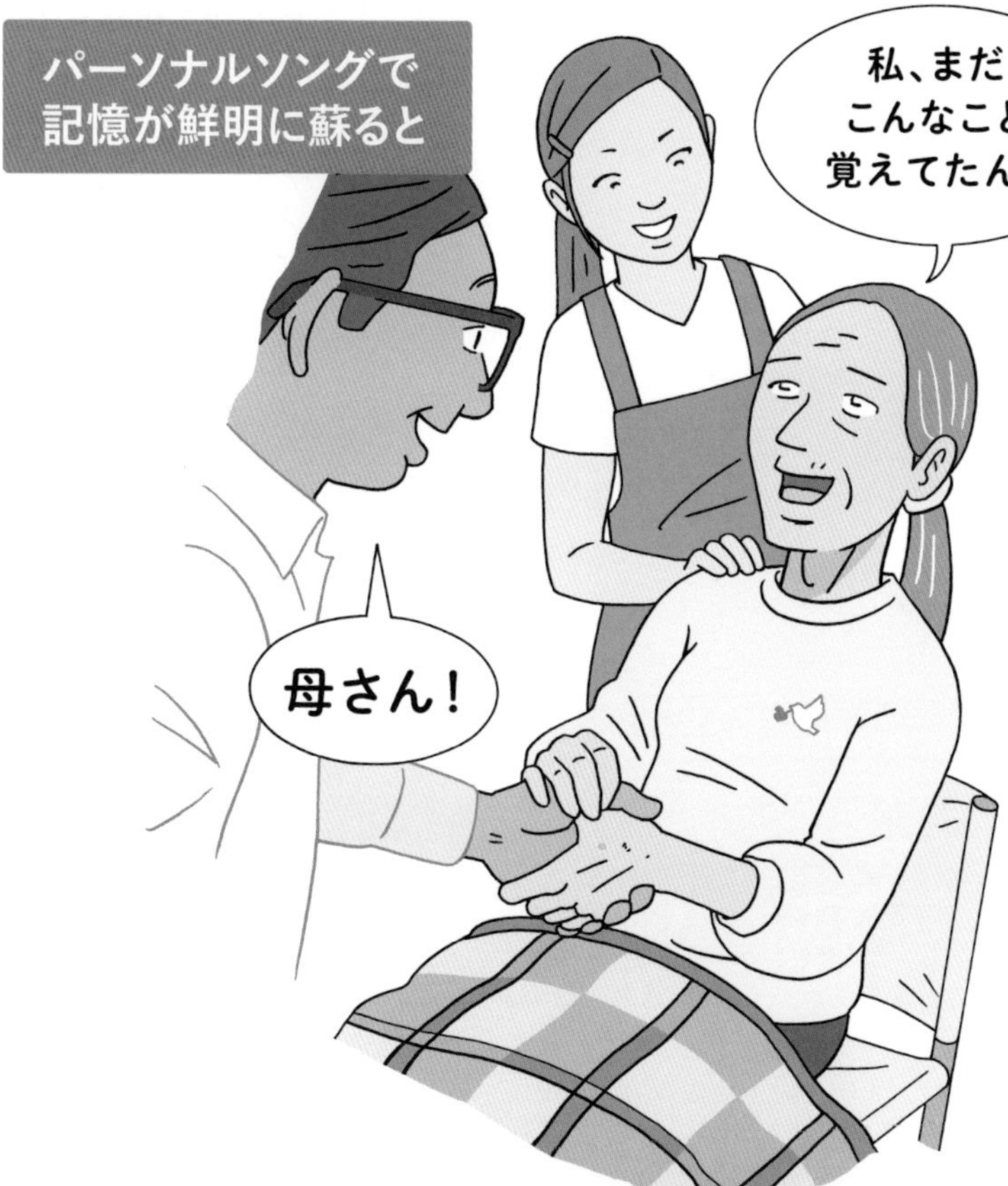
パーソナルソングで
記憶が鮮明に蘇ると
私、まだ
こんなこと
覚えてたんだ
母さん！

パーソナルソング・メソッドを

データ検証したら すごい効果が判明!

重篤な認知症患者すら、ある曲を聴いたとたんしゃべり出し踊り出す。しかも回を重ねるごとに記憶が鮮明になり、短期記憶や日常生活動作まで改善し始める。こうお伝えすると「信じられない」という反応をよく頂きます。そこで、客観的なデータやコメントを得るべく複数の自治体やデイサービスでモニター実験を行いました。

国立長寿医療研究センターでも使用され国からのお墨つきを得た「CogEvo(コグエボ)」という、科学的根拠に基づく認知機能トレーニングとチェックができるWebサービスを使ってデータを収集。数値は得点を、グラフは反応速度などを加味した指数を示しています。

調査期間 2021年9月～10月(全8回、4週間)

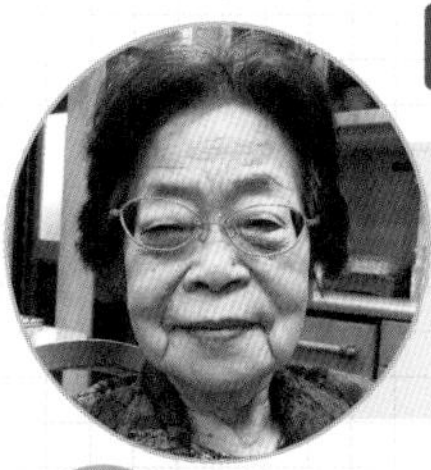

被験者1 87歳(昭和9年生まれ)・女性 要介護2(独居)

CogEvo得点　空間認識能力　初回 50 ▶▶ 4回目 196　392%改善

データ分析結果

被験者の希望で単一項目の取り組みとなったが、大きな改善を示す。ほかの認知症予防トレーニングをしたときより、圧倒的に高い変化が生じた。

介助者のコメント

「気に入らないとプイッと部屋を出ることも多かったのが、機嫌よくおしゃべりするようになりスタッフも楽しく接せました」

調査期間 2021年9月～10月（全8回、4週間）

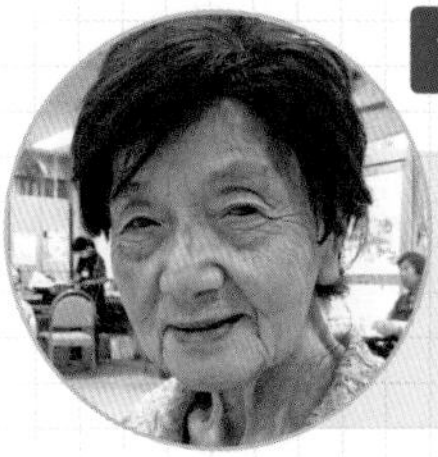

被験者2 89歳（昭和7年生まれ）・女性
要介護1（家族同居）

151％改善

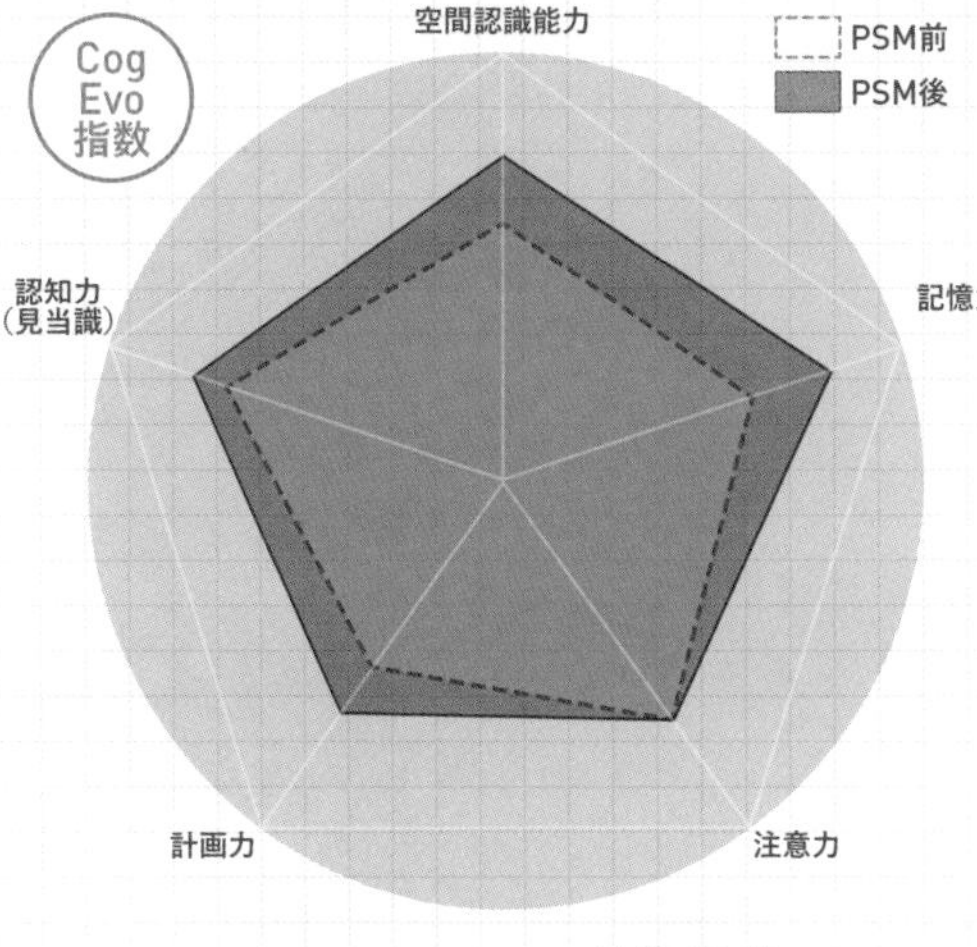

合計 850 ▶▶ 1280

Cog Evo 得点

空間認識能力
186 ▶▶ 305

認知力（見当識）
250 ▶▶ 310

記憶力
150 ▶▶ 360

計画力
109 ▶▶ 150

注意力
155 ▶▶ 155

データ分析結果

記憶力を筆頭に3項目が最上レベルに向上するなど、顕著な改善を示す。認知症の高齢者は、短期記憶の衰えの影響で各項目に大きな改善は期待できないため、驚異的な変化と言える。

介助者のコメント

「記憶があやしいことがかなり多かったのですが、幼少期に住んでいた家の番地や学生時代の詳細などを正確に語れるようになり驚きました」

モニター協力：SOMPO 成田デイサービス　データ協力：株式会社トータルブレインケア

被験者3　83歳・男性

「認知症予防につながった実感がある」

Cog Evo 得点

空間認識能力	226	▶▶ 169
認知力(見当識)	377	▶▶ 376
記憶力	30	▶▶ 150
計画力	190	▶▶ 221
注意力	155	▶▶ 207

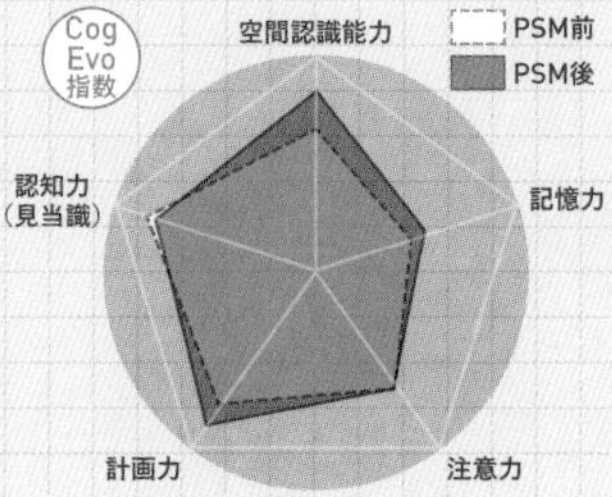

115% 改善

合計 978 ▼ 1123

被験者4　79歳・男性

「自分に責任を持って暮らせる気が」

Cog Evo 得点

空間認識能力	221	▶▶ 226
認知力(見当識)	179	▶▶ 248
記憶力	20	▶▶ 240
計画力	153	▶▶ 154
注意力	100	▶▶ 180

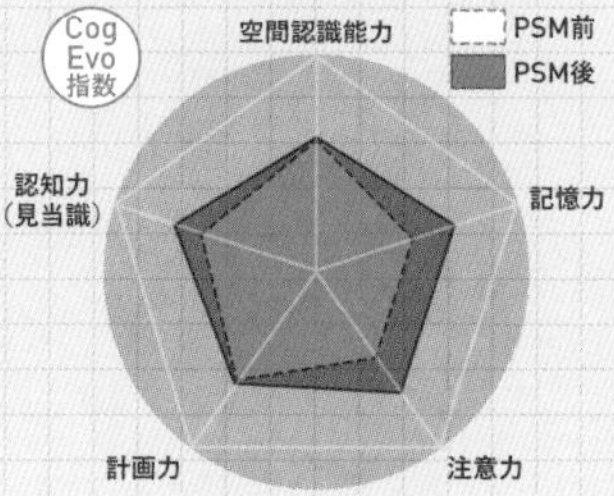

156% 改善

合計 673 ▼ 1048

被験者5　77歳・女性

「体や心の状態に変化を感じた」

Cog Evo 得点

空間認識能力	321	▶▶ 243
認知力(見当識)	374	▶▶ 275
記憶力	150	▶▶ 390
計画力	184	▶▶ 247
注意力	195	▶▶ 172

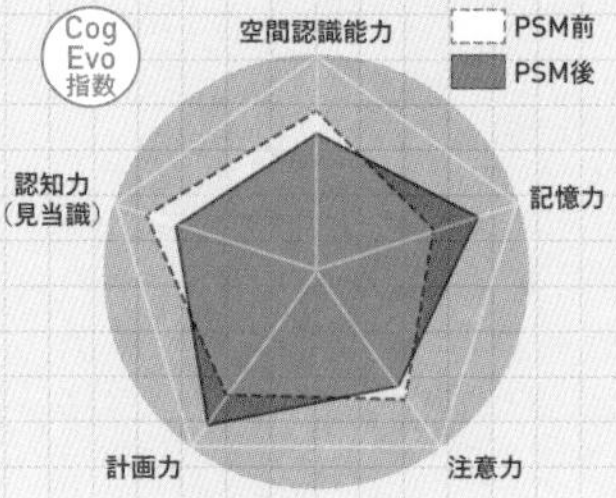

108% 改善

合計 1224 ▼ 1327

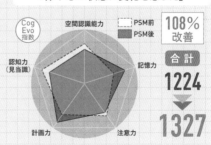

被験者6　76歳・男性

「思い出が蘇り認知症予防につながったと思う」

Cog Evo 得点

空間認識能力	201	56
認知力(見当識)	266	358
記憶力	170	580
計画力	191	187
注意力	227	185

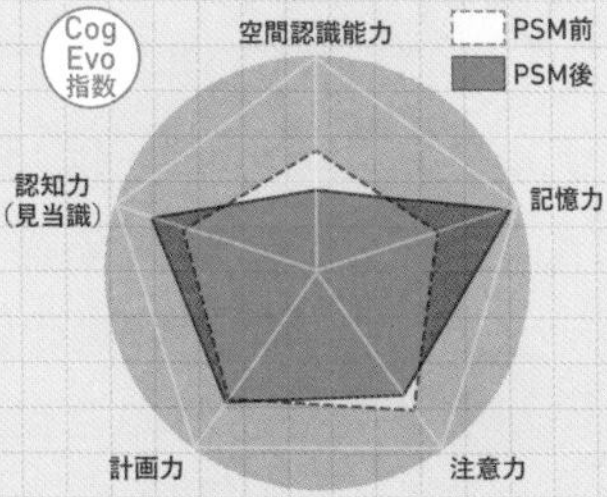

129%改善

合計 1055 → 1366

被験者7　69歳・女性

「昔の出来事を思い出し元気が出てくると感じた」

Cog Evo 得点

空間認識能力	282	276
認知力(見当識)	304	334
記憶力	90	70
計画力	253	193
注意力	155	222

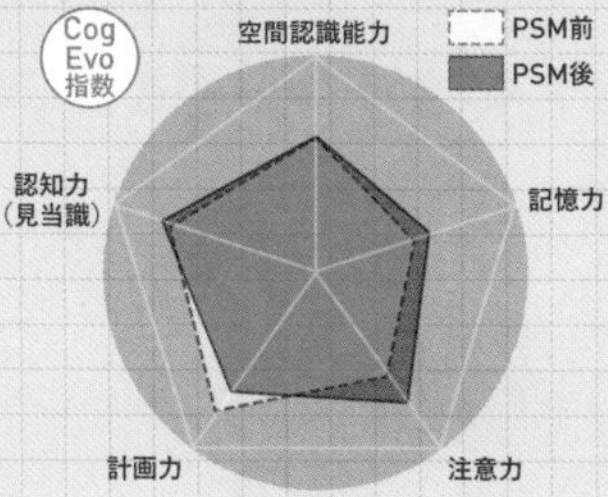

101%改善

合計 1084 → 1095

被験者8　68歳・女性

「認知症予防につながる実感が得られました」

Cog Evo 得点

空間認識能力	374	364
認知力(見当識)	407	403
記憶力	160	340
計画力	256	216
注意力	250	258

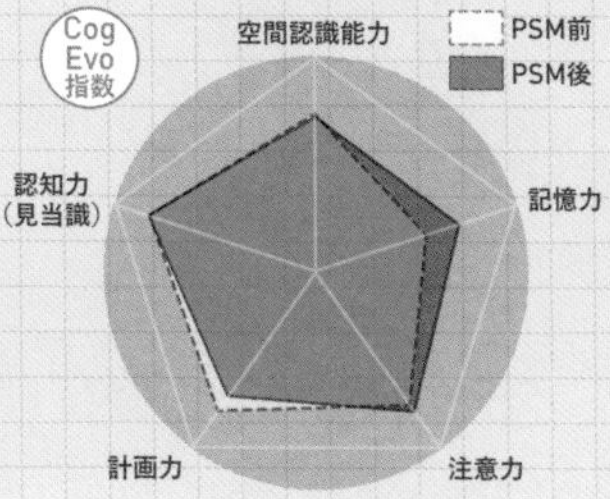

109%改善

合計 1447 → 1581

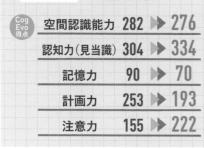

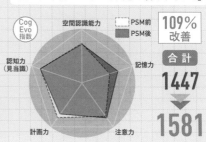

「少し忘れっぽくなったかな」くらいの世代にも高い効果が！

パーソナルソング・メソッドは、日常生活には支障がないけれど物忘れが増えたという軽度認知障害（MCI）の方はもちろん、健常の方の脳機能アップにも大いに効果を発揮します。コロナ禍の2021年、パソコン操作ができる高齢者のご自宅と我々のオフィスをインターネット回線でつなぎ、テレビ電話のように使えるZoomというアプリを用いてパーソナルソング・メソッドを実施しました。

全10回を週2回のペースで取り組んでもらい、初回と最終回に認知症発症の可能性を測る「健康脳テスト」を行ったところ、すべての方が発症リスク低下の結果を示しました。

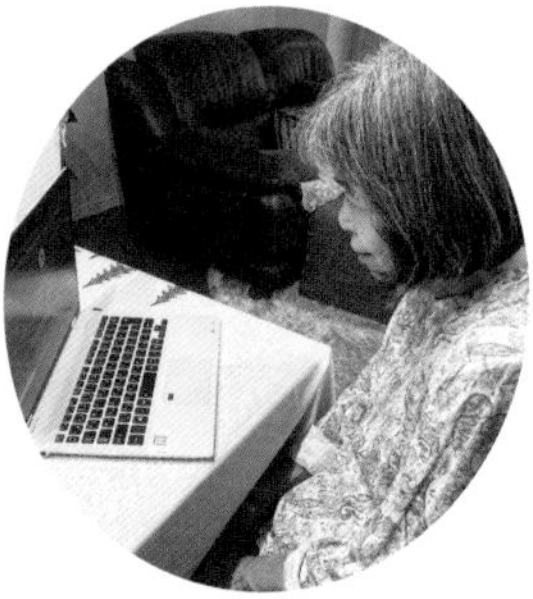

久保節子さん 72歳 ※娘さんが代理で回答

MCI状態で認知症予防が必要

41点 ▶▶ 31点　Dランク ▶▶ Cランク

全体に反応が速くなり「意欲」「自己充足感」のカテゴリーで改善が見られた

画面越しに毎回、楽しそうにやりとりする母の姿は普段見られないので、とても印象的でした。今後もYouTubeなどで母にとって懐かしい音楽をかけて、話を聞いてみようと思います。

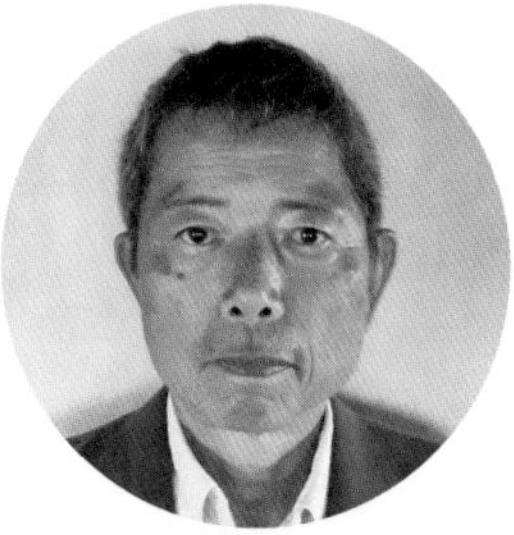

横森茂樹さん　74歳

16点 ▶▶ 14点　Aランク

「コミュニケーション」「意欲」のカテゴリーで改善が見られた

初対面の人によくもあんなに話したものだと自分であきれるほどでした。でも、その曲についての思い出を話したい気持ちが強かったんですよね。終了後、いろんな人の歌う『テネシー・ワルツ』を聴き比べたのも楽しかったですよ。

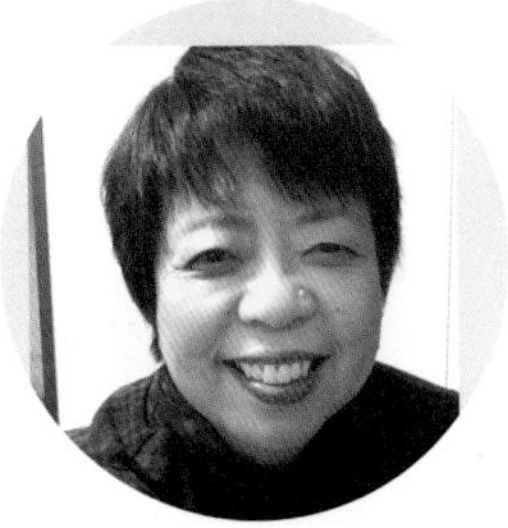

西田智子さん　74歳

19点 ▶▶ 18点　Aランク

「意欲」「記憶操作」のカテゴリーで改善が見られた

自宅で気軽に取り組めたのが、とてもよかったです。音楽がとても楽しくYouTubeやCDで曲を聴くようになりましたし、何か楽器を始めてみたいとも考えています。

※「健康脳テスト（BCL：Brain Check List）」は、日本回想療法学会が開発したもので、点数が低いほどよい状況を表し、最高点は12点です。特に20点までのAランク（健康な脳状態）の方ほど向上が難しくなります

＼まだまだある！／

パーソナルソング・メソッド
実践者や家族の声

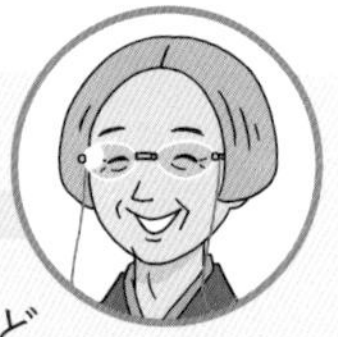

やってみよう、という意欲が（70代・女性）

「曲があまりに懐かしく、自然に口ずさんでいました。どの曲も最後まで歌詞を覚えていたのがうれしくて。帰宅してすぐ、数年前まで愛用していた書道の道具をテーブルに並べ、墨をすって筆で歌詞を書きました。ここ数年は遠のいていた書道ですが、墨の匂いは心が落ち着きますね。書いたものを見てもらおうと思うと書く字にも力がこもり、とても充実した時間を過ごせました。書道も再開するつもりです」

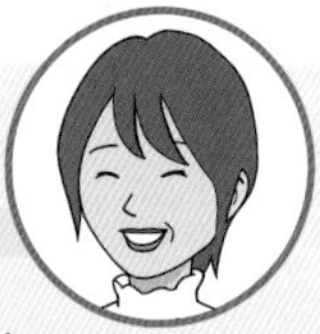

親の幼少期を聞けてうれしい（40代・女性）

「親が元気なうちに昔の話を聞いておきたいと思い、以前聞いてみたこともあるのですが、そのときは『どうだったかなぁ』『普通だよ』ばかりで具体的な話は何も聞けませんでした。ところがパーソナルソング・メソッドに取り組んだら、子ども時代の話がお宝のようにザクザクと出てきて、隣で聞いている自分もとても楽しかったです」

親との会話が楽しくなった（50代・女性）

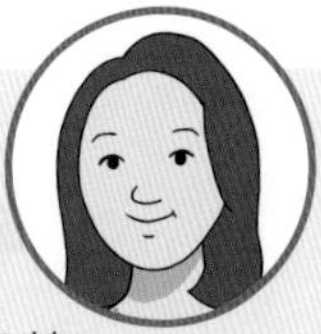

「母と話すと、どんな話も自分の学生時代の話にすり替えて『私が学生のころは』と、いつも同じ話をするんです。普通の会話が楽しめないというか、正直またその話かと思うと話しかけるのが億劫《おっくう》になって……。でも、高齢の親のことは気になる。そんなときに出合ったのがパーソナルソング・メソッドでした。最初は歌謡曲を聴くだけで何が変わるのかと思っていたのですが、聞いたことのない話をペラペラしゃべり出して驚きました。そのときの話をきっかけに母のアルバムを見ると、そこからさらに話が広がって。母も楽しそうだし、こちらも新鮮な気持ちで聞くことができるし、双方にプラスになると思いました」

遠くに暮らす親と話すように（40代・男性）

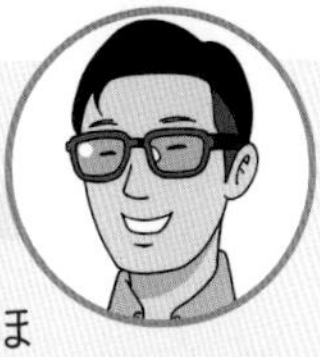

「遠方で暮らす親が気がかりで、元気で長生きしてほしいと強く願っています。でも電話をしても、あそこが痛い、何が不味《まず》い、近所の誰々がどうだとかネガティブな話ばかりで気が滅入ってしまって……。少し気分が変わればいいな、と軽い気持ちで勧めてみたのですが、話す声のトーンから違い終始、明るい雰囲気で話せたのが本当にうれしかったです。話してくれた映画について調べ、次に電話したときに話すなど、新しい会話の糸口が見つかって電話しやすくなりました」

脳が若返るしくみ

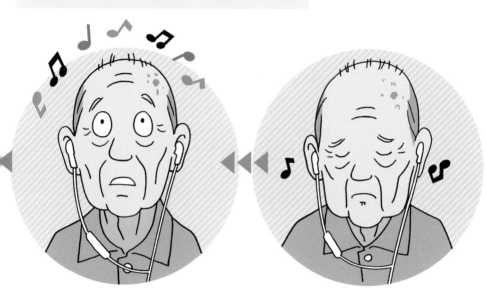

ある曲
（パーソナルソング）で
記憶が蘇る

その曲と
印象深い出来事が
結びついたとき、
記憶の金庫の扉が開きます

10代前半の
ころの曲を
聴く

実践者ご本人が
10〜15歳に耳にした
流行歌などを
当時の音源で
聴きましょう

パーソナルソング・メソッドで

記憶が蘇り、

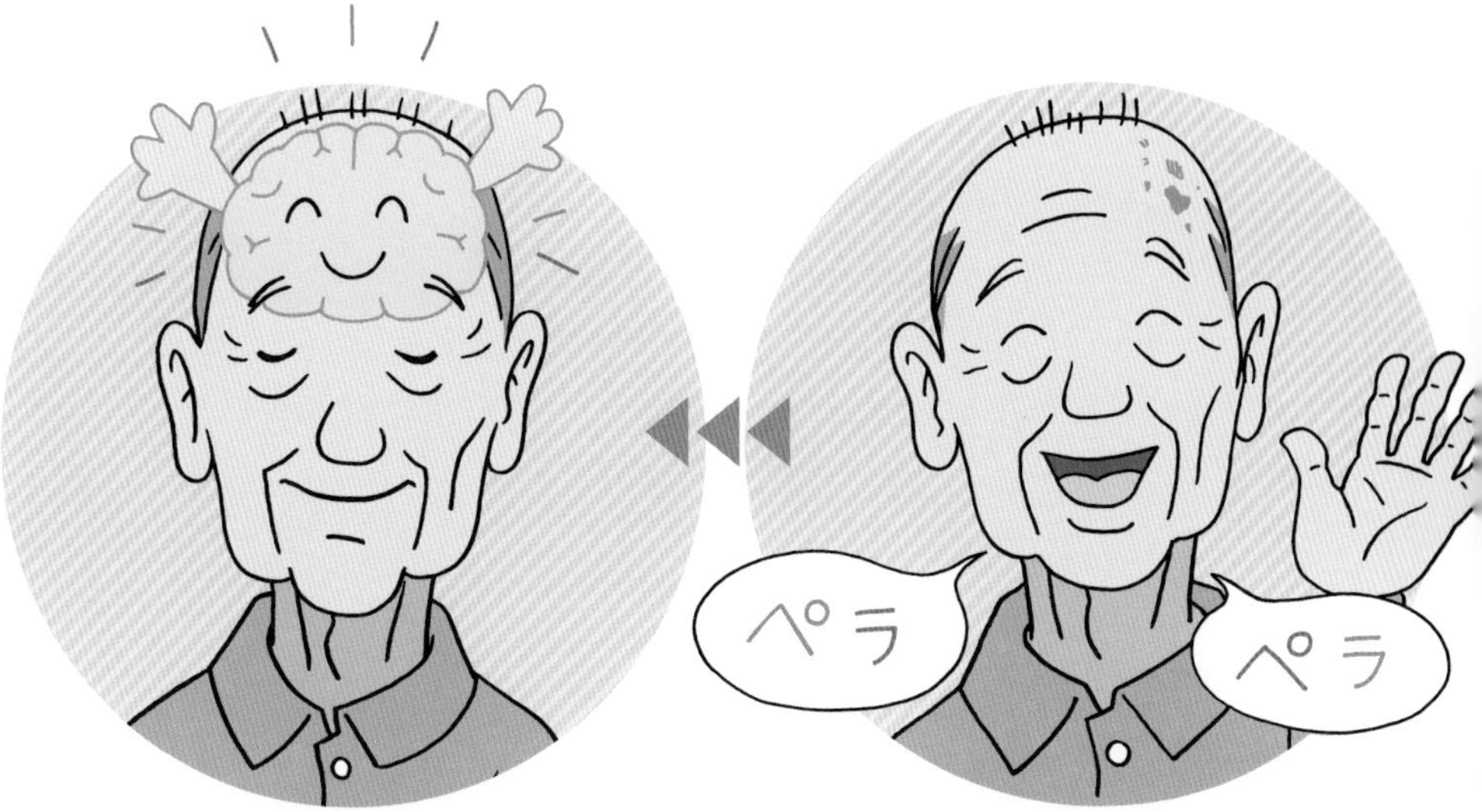

右脳と左脳が刺激され
脳が活性化

音楽を聴いて
記憶が蘇る（右脳がよく働く）、
それを話そうとする（左脳がよく働く）
の繰り返しで、脳が一気に
活性化します

頭に浮かんだ映像を
話す

蘇った記憶には
強烈なインパクトがあり、
自然に何かを口にしたり
誰かに話したくなったり
します

パーソナルソング・メソッドの
やり方

事前準備

「昭和初期に興味があるので、
○○さんが子どものころの話を聞かせてほしい」
「最近話題の音楽脳トレがあるんだけど、一緒に聴いてみない？」

などと伝えると始めやすい

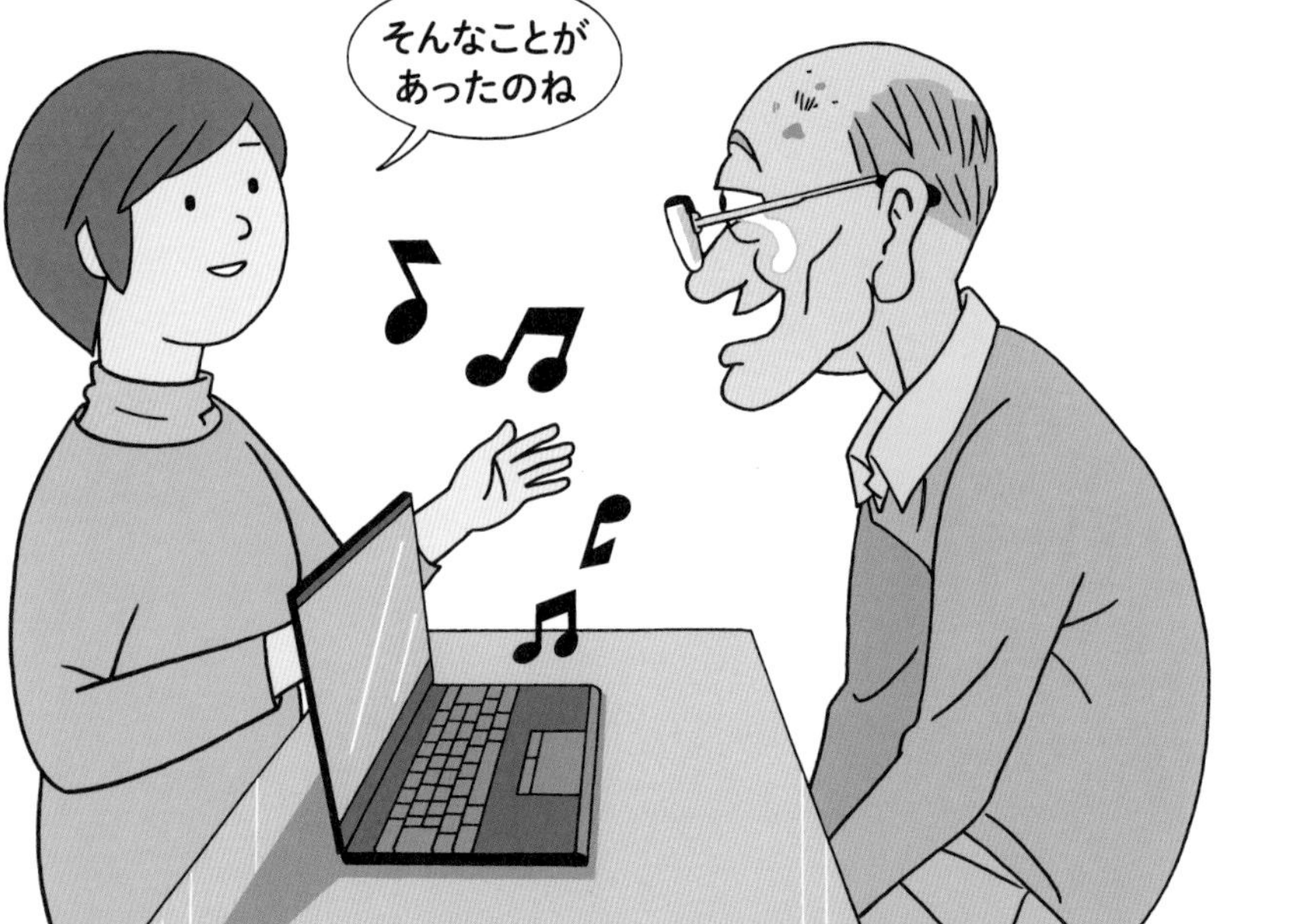

対面で行う

1 付属のCDの曲を一緒に聴く（テレビに接続されたブルーレイやDVDレコーダーでも聴ける）。歌い出しまで聴いても反応が薄ければ、どんどん次の曲に切り替えよう

2 当時のことを話し出したり、パッと顔が輝いたりするのが「パーソナルソング」。何か話し出したら、否定せず訂正せず、質問を挟みながら話を聞く

3 パーソナルソングが見つからなかったら、パソコンやスマホでベストヒット・チャート（122ページ〜）の曲をYouTubeなどで検索する。できるだけ当時の音源を見つけよう

4 当時のことを話し出したり、パッと顔が輝いたりするまで、順に曲を聴いていく。同年公開の映画主題歌なども試そう

5 何か話し出したら、否定せず訂正せず、質問を挟みながら話を聞く

リモートで行う　ZoomやLINEなどのビデオ通話、電話

やり方の流れは対面で行う場合と同じですが、最大の違いは実践者ご本人がパソコンやスマホ、タブレット端末を操作できるかどうかで生じます。操作が難しい、あるいはどれもお持ちでない場合は、聞き手側が電話の「スピーカー通話」を使い、流している曲を聴いてもらいましょう。

監 修 者 よ り

認知症というと認知機能の低下が問題とされますが、これはむしろ末節的です。より根本にあるのは、大脳辺縁系を主体とする情動機能が混迷して「苦悩的情動（BPSD）」にとらわれることだと私は考えています。

この問題の解決に有効なのは、抗精神病薬などで苦悩的情動を抑えるよりも心の琴線に触れるキーワードを探り、それを用いて五感を刺激することです。つまり「歓喜的情動」を新たに創生し、情動の清流化を図るのです。

ニーチェは『ツァラトゥストラはかく語りき』に「喜びは心の痛みよりはるかに深い」と記しましたが、これは「歓喜的情動」は「苦悩的情動」よりはるかに強いことを示したと考えられます。この観点からも薬で苦悩的情動をなくすよう努めるのではなく、本書のようなプログラムで新たに歓喜的情動の創生を促すことは有効です。相対的に苦悩的情動は矮小化し、結果として低下した認知機能の改善にもつながります。

抗精神病薬の使用が、認知症にとって最も大切な歓喜的情動指数を有意に低下させてしまうことは私の携わった論文でも示しましたが、本書のような文化芸術を活用したプログラムの展開は、今後の認知症診療においても重要になっていくでしょう。

東北大学医学部臨床教授　藤井 昌彦

聴くだけで記憶が鮮明に蘇るパーソナルソング　CDつき　**目次**

Contents

目次

第2章 「楽しかった記憶」が笑顔を呼び脳も体も若返らせる

第4章 やってみよう！パーソナルソング・メソッド

装丁　井上新八
本文デザイン・図版　野口佳大
イラスト　安ヶ平正哉
執筆協力　今富夕起
DTP　髙本和希(天龍社)
校正　株式会社ぷれす
編集　小元慎吾(サンマーク出版)

はじめに

「パーソナルソング・メソッド」は、ある1本の映画との出合いから始まりました。当時、私はエイベックス・グループで商品開発部の部長職に就いており、制作に携わったTRFのエクササイズDVDが350万枚を超える大ヒットに。

「さぁ、次は何を世に送り出そうか」と考えを巡らせているなか観たのが、日本では2014年に公開された『パーソナル・ソング』というアメリカのドキュメンタリー映画です。

「音楽には感情に訴えかける力がある」

こう語る医師が高齢者施設を訪ね、認知症の方々にiPodで好きな曲を聴かせたときの様子を収めているのですが、私は衝撃を受けました。

10年間施設で暮らす94歳の男性は、無気力で、職員からの声掛けにもあまり反応しません。車椅子に備え付けられたテーブルに頭を沈めるようにうつむき加減の姿勢をとるのが常でした。ところが、ある音楽を聴いたとたん、歌詞を口ずさみ、手足を動かしてリズムをとり始めたのです。

若いころに聴いた曲が奇跡を起こす

その後のインタビューで「好きだった歌手は？」と問われると、「キャブ・キャロウェイが好きだった」と名前を挙げ、いちばん好きだった歌を口ずさみます。音楽を聴く前は自分の名前すら答えられず、娘の存在も認識できなかったというのに……。

つねに歩行器を使って歩いていた女性が、ある曲を聴くと歩行器から離れて全身でリズムをとる。ある女性は「こんなに話せるなんて」と笑い、別の女性は「音楽を聴けてうれしい」と涙する。

この映画で紹介された「音楽は〝目覚めの芸術〟である」という哲学者カン

トの言葉に深く共鳴し「1000ドルの薬より1曲の音楽を！」というキャッチコピーに、音楽の持つ可能性を見出しました。

認知症は2014年当時から社会問題として大きく取り上げられていましたし、日本は高齢化の一途をたどっています。また近年、よく体を動かす高齢者が増えたことで、体力や筋力は申し分ないのに脳の衰えは食い止められていない方が散見されるようになり、これが介護の世界では問題になりました。数キロ先まで徘徊したり、力が強すぎて近づけなかったりすると、介護側には大きな負担になるからです。

そんななか認知症の進行を遅らせ改善に導く手法の一つとして、パーソナルソングは絶対に必要とされるに違いないと直感しました。

魂を揺さぶり、ときめきを呼び覚ます

パーソナルソングをなんとか事業として形にしたい。その方法を模索するなか、ふと思い立って、数十年前に大ヒットした曲があり、いまも活躍する歌手

のコンサートに行ってみました。布施明、森進一、舟木一夫。**誰のコンサートに行っても、高齢の女性が胸に手を当て、嬌声を上げ、ときには涙を浮かべながらステージに見入っている——その姿は「恋する乙女」そのものでした。**

彼女たちを見て、もしかして高齢者施設で現在行われている音楽療法には、エンターテインメントの核を成す〝ときめき〟が欠けているのではないか、と思い至ったのです。

当時の高齢者施設では、音楽療法という名のもと誰もが一緒に口ずさめるような童謡を聴かせる例が多く、視察でも幾度となくその場を見てきました。あるとき施設の職員に「高齢者の心がときめくような音楽をかけることはありますか？」と尋ねてみると「懐メロの定義がよくわからないし、どこかで高齢者には千昌夫の『星影のワルツ』がウケると耳にしたので、それを聴かせることはあります」という答えが。

彼らなりに考え、利用者の方に喜んでもらいたいと思ってのことなのはわかりますが、施設利用者の年齢は65～１００歳くらいまでと幅広く、誰もが一律に懐かしいと感じ、心をときめかせる曲など存在しません。考えてもみてください。65歳の方が15歳のとき、１００歳の方はすでに50歳。同じ青春を過ごしていたはずがないのです。**年齢に関係なく、人には誰しも、ときめきの記憶があります。その記憶を音楽で掘り起こし、ときめきを追体験できるとしたら――。これほどすばらしいエンターテインメントの活用法はないと強く感じました。**

同時に、これを多くの方に役立つ形に構築できるのは、レコード店の次男として生まれ0歳から思春期まであらゆる音楽を耳にし、社会人になってからは権利関係も含めた音楽業界に精通するに至った自分しかいない。このような強い使命感を抱くようになったのです。

10代前半に聴いた曲が脳を活性化する

紆《う》余《よ》曲《きょく》折《せつ》ありながらも、心理学に精通しスポーツインストラクターでもある妻のアドバイスを受けつつ、ともに活動し、認知症患者を含む高齢者のときめきを取り戻していく経験を積みました。こうして効果を確信するなか一般社団

法人 日本パーソナルソング・メソッド協会を設立。「パーソナルソング・メソッド（ＰＳＭ）」を完成させ、一会社員から独立して普及に人生をかけることにしました。

ときめきに結びつく多感な時期に聴いていた音楽。

これを軸にさまざまな資料に当たり知識を深めるなかで出合ったキーワードが、日常生活動作と密接に関係すると言われる「ＡＤＬ記憶」でした。ＡＤＬ記憶が形成される10〜15歳のときに聴いていた曲のなかに、心をときめかせ記憶の映像を鮮明に描かせる１曲があります。それこそが、その方にとってのパーソナルソングです。

パーソナルソングを聴くと、ある変化が起こります。パッと顔を輝かせて自然に笑顔になる人もいれば、少しずつ思い出したことを話し始める人も。パーソナルソングの効果は、心をときめかせるだけではありません。注目すべきは脳を活性化させて記憶力を取り戻し、さらに日常生活のクオリティまでも高めていく点です。

ときめきがもたらす豊かな時間を多くの方に届けるべく、私たちは「パーソナルソング・メソッド」を築き上げ、ひとりでも多くの方に知っていただくための活動を続けてきました。本書では、私たちが培った経験を活かし、多くの方に取り組んでいただきやすくする工夫に心を砕きました。

どうか気軽にお試しいただき、その先に広がる鮮明な記憶の世界をお楽しみください。

一瞬で記憶が鮮明に蘇り、脳は劇的に活性化する

第1章

忘れるのではない。思い出し方を知らないだけ

ふと思い出した、幼いころ仲良くしてくれた隣の家のお姉さん。弾けるような笑顔や着ていた服は思い出せても、名前がなかなか出てこない……。でも、しばらく経ってから「あのお姉さんの名前は○○ちゃんだった！」と思い出して懐かしくなる。こんな経験は誰しもあると思います。

これこそが記憶の本質です。

そのときは思い出せなかったとしても、記憶そのものが完全になくなったわけではありません。記憶の多くは、脳の中に存在し続けているのです。

「近ごろ物忘れがひどくて……」と感じている方は、もしかしたら記憶そのものや記憶する能力自体が失われたような感覚に陥り、不安を覚えているかもしれません。しかし実際の物忘れは「さっき、ここに置いたはずのリモコンがない」「スーパーで必要なものを買い忘れた」「明日の約束の時間を忘れた」と

いった、直近の出来事（短期記憶）がほとんど。これは加齢にともない海馬の機能が低下したことによるもので、程度の差はあるにせよ誰もが経験しているはずです。

たとえ思い出せないときがあったとしても、その記憶がすべて消え去ったわけではありません。

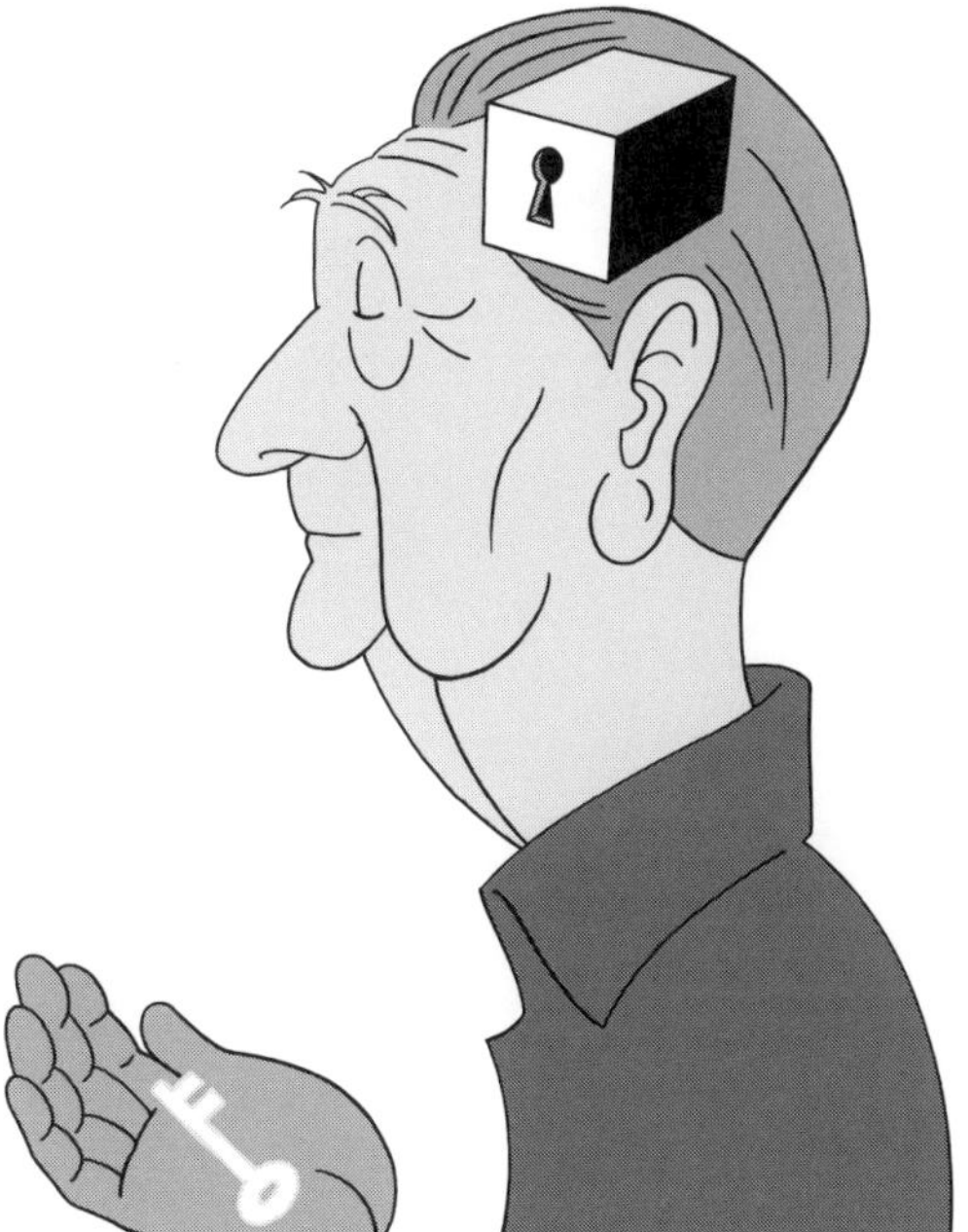

過去に体験したことは「楽しかったこと」「衝撃的だったこと」「悔しかったこと」などに分類され、記憶として脳内にしっかりと保管されています。そこには成長の過程で思い出す機会がなくなり、開け方さえもすっかりわからなくなった〝開かずの金庫〟にしまわれっぱなしの記憶が、たくさん詰まっていると思ってください。

金庫に大切なものが保管されているのは、現実の世界でも記憶の世界でも同じこと。つまり開く鍵さえ見つけられれば、懐かしさや喜びにあふれた記憶が蘇り、さらに、その記憶の世界を楽しむことで、脳の活性化まで可能になるのです。

記憶の扉を開く鍵となる音楽に秘められたすごい力とは

大切な記憶がしまわれている、記憶の金庫の扉を開く鍵。

それは誰にとっても身近なところにあります。

たとえば幼少期や青春時代に一世を風靡《ふうび》した、お菓子や家電などを目にすると「あっ、おばあちゃんの家に行くと食べさせてもらえたお菓子だ」とか「そうそう、このミシンが家にあった」などの記憶が蘇ることがあるはずです。

時代を象徴する流行の品は、記憶を取り戻すのにたいへん効果的です。実際、認知症の方に懐かしいアイテムの写真を見せるという取り組みがなされ、一定の成果を挙げています。しかし、これだけで脳の奥深くにある記憶の金庫の扉を開くほど強烈なインパクトを与えられるかというと、少々難しい面があるでしょう。記憶を鮮明に蘇らせるには、目にしたアイテムが「そのものズバリ、ドンピシャ！」であることが重要だからです。

たとえば１９２０年代後半に家庭に普及した足踏みミシン。現在、80〜90代の方が足踏みミシンの写真を見れば、大半の方が「懐かしいね」と言うはずです。そこから「そうそう、これこれ！　ウチにも同じミシンがあって、兄弟でお揃いのズボンをつくってもらったんだ」など具体的な記憶を引き出すには、家にあったミシンとほぼ同じ機種が写っていないと難しいでしょう。

ひと口に足踏みミシンと言っても、関西では白が、関東では黒が主流でした。地域によって流通量の多い機種が異なるだけでなく、形状も多種多様。ですから同じ「足踏みミシン」の写真を見せたとしても、同年代の方みなさんの記憶を呼び起こせるとはかぎりません。

いま申し上げたのは視覚から記憶を呼び覚ます方法ですが、これ以外にも記憶に強く結びつく感覚があります。それが聴覚、つまり「聴く」です。耳から入る音楽には、じつは大きな地域差がありません。昔は日本全国どこでも同じ曲が流れていたので、どこからか自然に大勢が耳にしていたはずです。

さらに聴覚には、視覚よりダイレクトに記憶に働きかける力があります。「見る」に反応する脳の「視覚野」は大脳皮質の後頭葉にあり、「聴く」に反応する「聴覚野」は側頭葉にあります。この側頭葉には、古い記憶を保存する役割もあるため、音楽という刺激が関連する記憶を引き出しやすい傾向が。

つまり音楽こそが、記憶の金庫の扉を開く鍵となるということです。

しかも**側頭葉は音楽、記憶と並び言語も司っているため記憶を言語化しやすく、「話したい！」「誰かに伝えたい！」という強い衝動を呼び起こします。**

なぜ曲を聴き、数分話しただけで高齢者の表情が見違えるほど変わるのか

ある曲を耳にした瞬間、歌詞を口ずさむ、体を揺らしてリズムをとる、泣き出す……。反応は十人十色ですが、すべての方に共通しているのが、聴く前には見られなかった目の輝きや「誰かに話したい」という意欲があらわれることです。

なぜ、このような反応があるのかというと、私は心の〝ときめき〟が関係しているように思います。たとえば好きな人を目の前にすると、目がキラキラしたり胸がドキドキ高鳴ったり、饒舌《じょうぜつ》になったりしますが、その感覚に近いのかもしれません。ときめきの感覚が脳を活性化し、記憶を蘇らせるのです。

人間の脳は、本能的に音楽をとらえます。そこに自分にとってポジティブな

記憶が結びつくと、心のときめきに反応するかのように「幸せホルモン」と呼ばれるオキシトシンが分泌されるのです。

オキシトシンは、人と人が触れ合ったとき、子どもや一緒に暮らす犬や猫などを抱きしめたときに多く分泌されるため「愛情ホルモン」や「抱擁ホルモン」とも呼ばれるものです。この**オキシトシンがしっかり分泌されると、幸せな気分に包まれたりストレスが緩和されたり、毎日を意欲的に過ごそうという前向きな気持ちが生まれやすくなったりする**という調査結果もあります。

高齢になって体の自由が制限されると、どうしても行動範囲は狭くなりがちです。家にいる時間が長くなり、人との触れ合いが少なくなることは避けようがないでしょう。さらに2020年からは新型コロナウイルスの影響で、人と人が触れ合う機会が極端に減ってしまいました。

このような状況だったとしても心ときめく音楽を聴きさえすれば、ポジティブな記憶を蘇らせることは可能です。うれしかったことや楽しかったことを思い出すと、好きな人と接したときのような感情が得られます。こうして心が満たされることで表情が明るくなったとしても、何の不思議もありません。

もちろん**薬を服用するのとは異なり、副作用などを心配しなくていいのも音楽の持つ大きな利点です。**

「パーソナルソング」だけが強烈に脳を活性化させる

かけがえのない大切な記憶が保管された金庫の扉を開く鍵。これを私たちは「パーソナルソング」と呼んでいます。日本語では「自分のための音楽」といった感じでしょうか。

すべての家の鍵の形状が違うように、記憶の金庫の扉を開く鍵となる音楽も人によって異なります。そして**自分にとってのパーソナルソングさえ見つかれば、家の扉が同じ鍵で何度でも開くように、記憶の金庫もいつでも簡単に開くようになります。**

では、どうしたらパーソナルソングと出合えるのでしょうか。

答えはシンプルです。

たくさんの曲を聴くこと。

そうは言っても……、ですよね。手当たり次第に聴くとなると、かなり時間がかかるはずです。それを避けるヒントは時期にあり。こう申し上げると、自分の稼ぎでレコードを買える年齢になってからの曲をイメージされる方が多いのですが、じつはパーソナルソングは10～15歳ごろに耳にしていた曲だったという方が大多数でした。

おそらく、この時期を過ぎると純粋に楽しかったときの記憶を引き出すのが難しくなるからでしょう。高校に入ったり社会に出て働き始めたりすると、厳しい競争が待っています。特に男性は、より現実的で苦労したことについての記憶が増えていくようでした。

10～15歳当時の流行歌。ここに絞って聴いていくことで、パーソナルソングに出合える確率はグッと高まります。

巻末に掲載した、年代ごとのベストヒット・チャートとその活用法は後述しますが、どれを聴いても「あぁ、懐かしいね」という気分にはなるでしょう。でも特別な曲、パーソナルソングだけは違います。パッと表情が明るくなる、目に輝きが宿る、聞かれるよりも前に語り出したくなる、そんな感じになるはずです。

私はこれまで400人以上の高齢者にパーソナルソング・メソッドを実践しましたが「この方のパーソナルソングはこれ」というのは、すぐにわかりました。たとえ数分前に初めて会った方のパーソナルソングでも、です。それほどまでに特別な曲、パーソナルソングとの出合いは強烈な体験なのです。

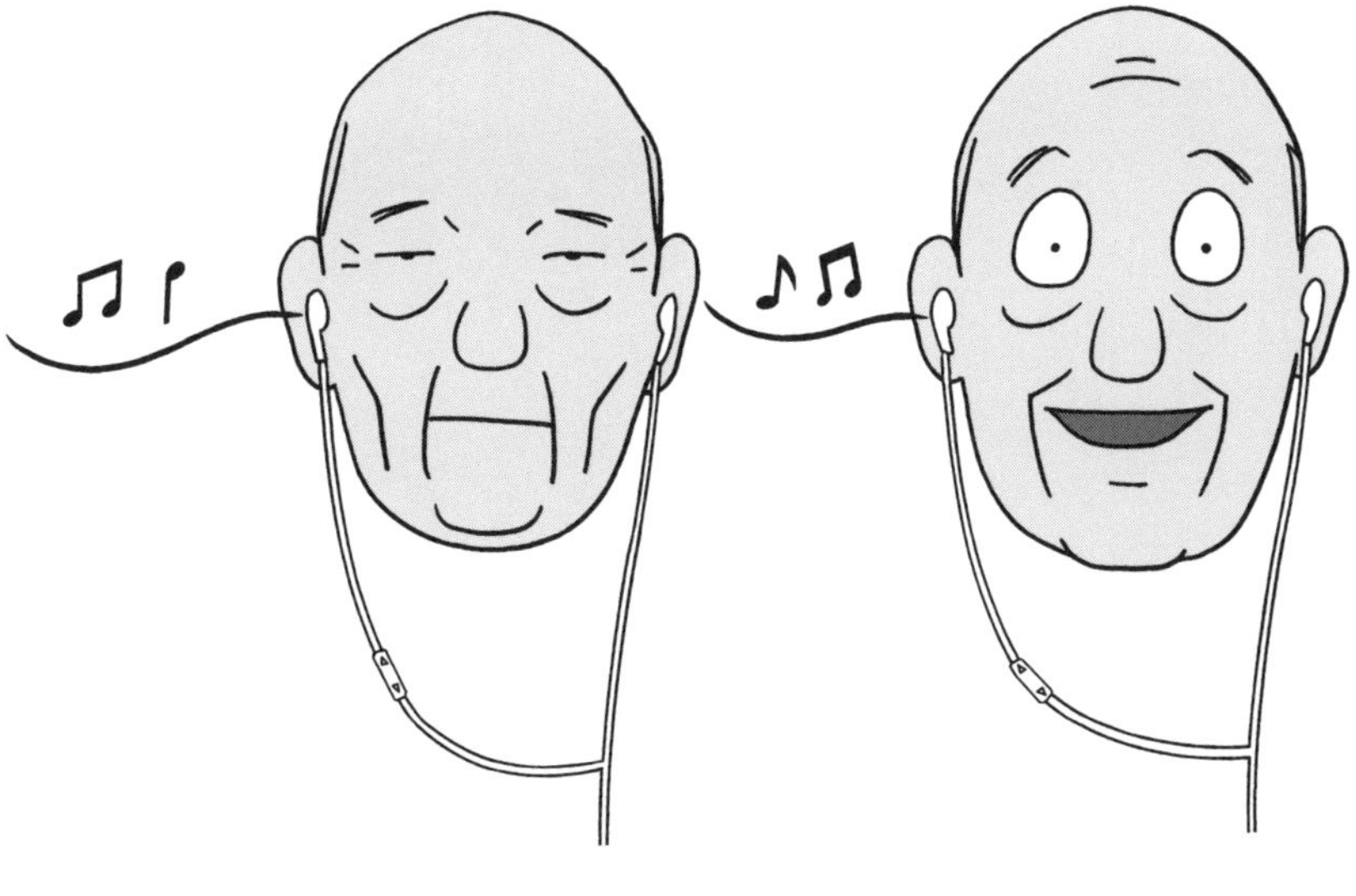

65歳以上の方はパーソナルソングに出合いやすい

近年、世界中のあらゆるジャンルの音楽に、どこからでも手軽にアクセスできるようになりました。昔のようにレコードやCDを購入しなくても、配信やサブスクリプションで曲を入手できますし、YouTubeなどの動画共有プラットフォームを使って無料で楽しむことも可能です。ヒットチャートを賑わす曲も目まぐるしく変動するようになりました。

このように次々と新しいアーティストが登場し、新しい楽曲が簡単に手に入る環境は音楽好きにとっては好ましいですが、パーソナルソングを見つける難易度は格段に上がります。

まずアクセスできる曲が多いというのは、そのぶん母数が増えるということ。10曲から探すのと数万曲から探すのとでは、かかる時間がケタ違いです。年を追うごとに海外の曲も手軽に楽しめるようになりジャンルも増えたので、同じ曲が何年も流行った状態のまま聴き続けられるようなことはなくなりました。また、音楽以外の娯楽も増えてきたことで、強烈に記憶と結びついている曲がないという人は若い世代ほど多いはずです。

一方で現在65歳以上の方々が10～15歳を過ごした時代には、石原裕次郎の『錆びたナイフ』、高峰秀子の『銀座カンカン娘』、霧島昇の『旅の夜風』、佐藤千夜子の『東京行進曲』など、誰もが口ずさめるほどのヒット曲がたくさんありました。これは日本全国どこでも同じ流行歌が流れていたからです。

上の世代になればなるほどヒット曲の数が少ないため、「まずはこのあたりの曲を聴いてみよう」というやり方が成功しやすくなります。結果的にパーソナルソングと出合える確率も高いのです。

もちろん洋楽に親しんでいた方もいらっしゃいますが、街を歩けば必ず流行歌を耳にしていたはず。**じつは「まったく思い入れのない曲」がパーソナルソングだったというケースも多々ありました。**

パーソナルソングは、当時自分が好きだった歌手の曲とはかぎりません。脳

の中に眠っている記憶と、強烈にリンクしている曲です。印象的なうれしい、楽しい出来事があったときに流れていた曲だからこそ、パーソナルソングを探す過程で少しずつ記憶の断片を見つけていくのも楽しい時間になります。

「楽しかった記憶」が
笑顔を呼び
脳も体も若返らせる

第2章

じつは「頭に浮かんだ映像」には驚きの効果があった

パーソナルソングを聴くと、その曲と結びついている記憶が映像として頭の中に浮かび上がります。なぜ映像が浮かぶかというと、どの曲にも3〜4分ほどの〝時間〟が存在するからです。

つまり曲が流れているあいだに目にした人、場所や出来事などが、時間の経過とともにビデオカメラで録画されるかのように記憶されるのです。文字でもなく、写真のように瞬間を切り取るのでもなく、動く映像として記憶に残るのは、このためです。

流行歌のように何度も繰り返し耳にした曲の場合、音と一緒に記憶されている映像もより多くなるでしょう。

映像として記憶が蘇る、蘇った記憶に対する懐かしさで感情が揺さぶられる。この相乗効果で、脳はかなりの刺激を受けます。そして「思い出した」という感情の昂《たかぶ》りが「誰かに話したい」という衝動に変わり、頭に浮かんだ映像を言葉にしようと懸命になります。この衝動が、脳を活性化させる最大のポイントです。

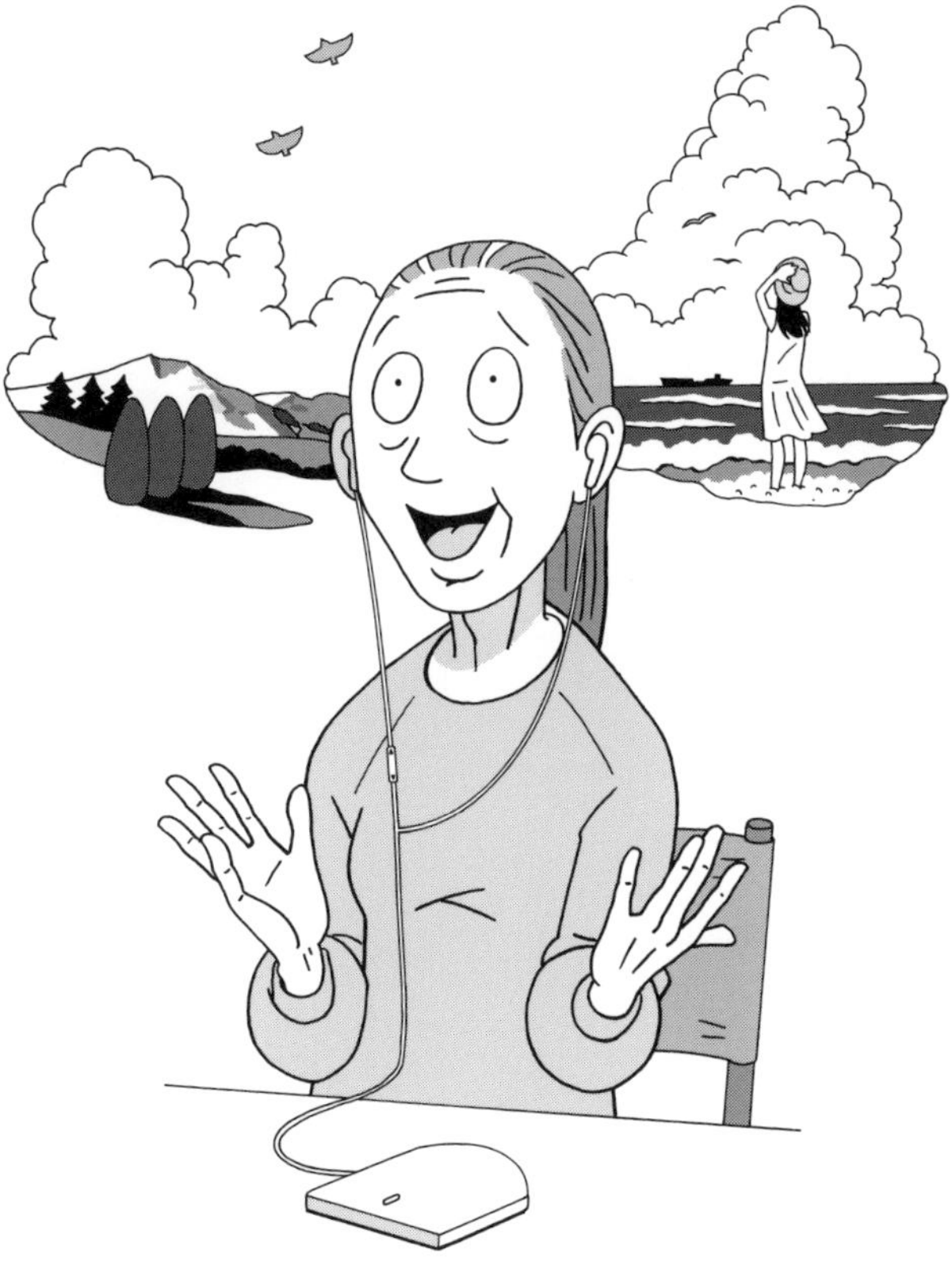

「え～っと、あの子の名前は確か……」とか「赤い色の屋根のたばこ屋があって、その角を曲がったところに……」など、**頭に浮かんだ映像を言葉にしているとき、じつは脳では新しい情報伝達の神経回路がつくられています。**

一般的に、映像などの情報は右脳、言葉に関する情報は左脳が担うとされ、頭に浮かんだ映像を言葉にしようとすると、右脳と左脳をつなぐ回路が活発に働き続ける状態に。つまり固有名詞が思い出せなかったとしても、うまく説明できなかったとしても、ただ伝えようとするだけで加齢とともに弱った右脳と左脳をつなぐ回路が修復されていくのです。このすばらしい働きを起こすきっかけとなるのが、パーソナルソングを聴いたときに頭に浮かんだ映像です。

脳トレやパズルで頭を鍛えるのもいいですが、より脳を刺激する効果が高く心にポジティブな反応があり、実践者ご本人が幸せな気持ちになれるのが、パーソナルソング・メソッドの魅力でしょう。

近年、懐かしのヒット曲をテーマにしたテレビ番組が増えましたが、ヒットしていた当時の人気歌手が当時の流行歌を歌う姿を目にしたときに、何か思い出したことはありませんか。「そういえば晩ご飯の前に、この曲を聴いたなぁ」など懐かしい記憶が蘇ったことが一度や二度はあると思います。大きなくくりでは、このとき聴いた曲もパーソナルソングと言えなくはありません。しかし私たちが提唱しているパーソナルソング・メソッドでは、同じ歌手が歌う同じ曲でも、もっと強烈に鮮明な映像として記憶を掘り起こすことが可能です。

オリジナル音源の曲は記憶を瞬時に蘇らせやすい

同じ曲でも蘇る記憶に差が出る。なんだか不思議ですね。

では記憶が、当時の状態を保ったまま脳の金庫にしまわれている様子を想像してみてください。記憶の金庫の中には、子ども時代、青年期、親との思い出、友だちとの絆などとラベリングされたアルバムが、たくさん詰め込まれています。**当時と同じ音、匂いや風景などが記憶の金庫を開ける鍵となり、該当する**

アルバムが開かれると、目にしたものや交わされた会話などがすべて映像として押し寄せるようになるのです。

第1章でお話しした足踏みミシンの例と同じで、音楽でも大切なのは〝当時と同じ〟です。まったく同じ音源なら記憶とピッタリ照合されるため、記憶の金庫は簡単に開きます。ですが高齢になったオリジナル歌手が昔のヒット曲を歌っている動画からは、懐かしさは感じられても、記憶の金庫の扉は何かに引っかかったように重く開きにくいようです。

たとえば美空ひばりの『リンゴ追分』は、1952年に15歳でミリオンセラーを達成したオリジナル盤と、それ以降の盤とでは声も歌い回しも大きく違います。だからオリジナル盤以外を聴いても、記憶の映像が鮮明に頭の中に描かれないのでしょう。これが当時の音源で聴くと、気持ちよく記憶の金庫の扉が開き記憶のアルバムもあっという間に見つかった、という例が多々あります。

当時の音源を〝探し当てる〟と言っても、さほど難しいことではありません。ヒット曲を年代ごとにまとめたＣＤもありますし、インターネットで検索すれば多くの昔の曲の音源をYouTubeなどで見つけられます。

数十年前にかいだ匂いを再現するのは無理がありますし、当時とまったく同じ風景は写真や動画でしか見つけられません。もちろん、当時観たドラマや映画の一場面も記憶の金庫の扉を開く鍵として機能しますが、どれが鍵になるかを探し当てるまでにかなりの時間と手間を要します。ここが、数フレーズ聴けばいい音楽と大きく異なる点です。

音楽が記憶の金庫の扉を開く鍵として最適な理由は、ほかにもあります。くわしくは後述しますが、**音楽による脳への刺激が日常生活動作の改善にもつながる**からです。これが、音楽を使う最大のメリットでしょう。

なぜニュース映像や映画より音楽が脳の活性化に有効なのか

映画の主題歌や挿入歌も、パーソナルソングになりえます。映画の場合は動画なので、聴覚とともに視覚からも刺激を受けて脳は大いに活性化します。

しかし人気の作品ほど、長期にわたって繰り返し多くの映画館で上映されたり、やがてテレビでも放映されていたりしたため、何歳のころに、その映画を観たか思い出せなくてもおかしくありません。数多《あまた》ある映画を観るだけでパーソナルソングを見つけるのは困難でしょう。

とはいえ視覚と聴覚から情報を得られる映画には、メリットがたくさんあります。賢い活用法としては、パーソナルソングが見つかり、そのときに実践者ご本人から聞いた頭に広がる映像についての話に映画のタイトルや俳優の名前があったら、その映画を観てもらう、あるいは有名な一場面の写真を見てもらうのがおすすめです。動画や写真を見ることで、さらに多くの鮮明な記憶が引き出されます。新しい記憶の話題へとつながる可能性を秘めているので、ぜひお試しください。

その年の流行で言うと、流行歌とともに取り上げられる機会が多いのが重大ニュースです。ニュース映像は、インターネットなどで検索すればすぐにヒットしますし、年代の特定も難なくできます。しかしニュースは、楽しい話題だけでなく悲しい話題も多く含まれるもの。人命に絡む事件・事故、自然災害など、つらく悲しい出来事を、わざわざ思い出す必要はありません。

ポジティブな記憶を蘇らせたほうが脳は圧倒的に活性化するので、ニュース映像を使うときは、そこに留意しましょう。

つらい出来事や悲しい出来事は脳の活性化には不向き

これまでの経験から、ニュース映像で記憶喚起にプラスに働くものはかぎられているように感じています。私たちが過去に行ったパーソナルソング・メソッドで、多くの方が笑顔になり話に花が咲いたテーマと言えば「皇室」と「オリンピック」。この2つです。

もし、ご成婚や東京オリンピックの話題が出たら、当時の動画や写真を探し出して、ご活用ください。

音楽が記憶を呼び覚ます働きは医学的にも検証されている

2021年6月、アルツハイマー病の新薬がアメリカFDA（食品医薬品局）に承認されたことは大きな話題になりました。18年ぶりとなる認知症治療薬の登場に強い期待が寄せられています。ただ今回承認された薬で改善が期待できるのは、認知症の初期や軽い物忘れのある方、そして日常生活には支障がない軽度認知障害（MCI）の方と言われています。**進行の段階に関係なく認知症を改善させる薬は、いまだ開発に至っていないというのが現状です。**

そんななか私たちにできるのは、脳を活性化させ少しでも記憶力の低下を防ぎ、認知症の進行を遅らせることでしょう。できるかぎり時を巻き戻し、自分でできることを取り戻していくのが最善の選択です。

この認知症予防・改善の取り組みは、全国の自治体でも行われています。しかし多くは、軽い運動などで身体機能を向上させるものです。

軽い運動のほかには〝音楽療法〟が、よく実践されています。脳の司令塔と呼ばれる前頭前野を刺激することで、考える力や判断力の向上を目的としたものです。具体的には一緒に童謡を歌ったり簡単な楽器を演奏したりします。ただ、ときめきをともなったポジティブな記憶を喚起させるパーソナルソング・メソッドとは別物と言えるでしょう。

なぜならパーソナルソング・メソッドでは、**音楽はあくまで記憶を引き出すためのトリガー（引き金）で、音楽をきっかけに「脳に広がる映像を語る」ことが目的だからです。**

音楽が記憶のトリガーになること自体は、アメリカのカリフォルニア大学デイヴィス校が行った実験により実証されています。

同大学では２００９年、音楽を聴いているときの脳の働きをマッピングし、よく知っている音楽を聴いたときに個人的な感情や記憶にリンクした様子を可視化し〝音楽が呼び起こす自叙伝的な記憶（MEAMs=Music-Evoked Autobiographical Memories）〟として学術誌に発表しています。

耳の近くにある脳の側頭葉には聴覚を処理する聴覚野があり、ここには古い記憶も保存されていることがわかっています。つまり懐かしい音楽という刺激が側頭葉を通過すると、その古い記憶が出てくることが証明されているのです。

これは音楽が記憶喚起の鍵になるということです。

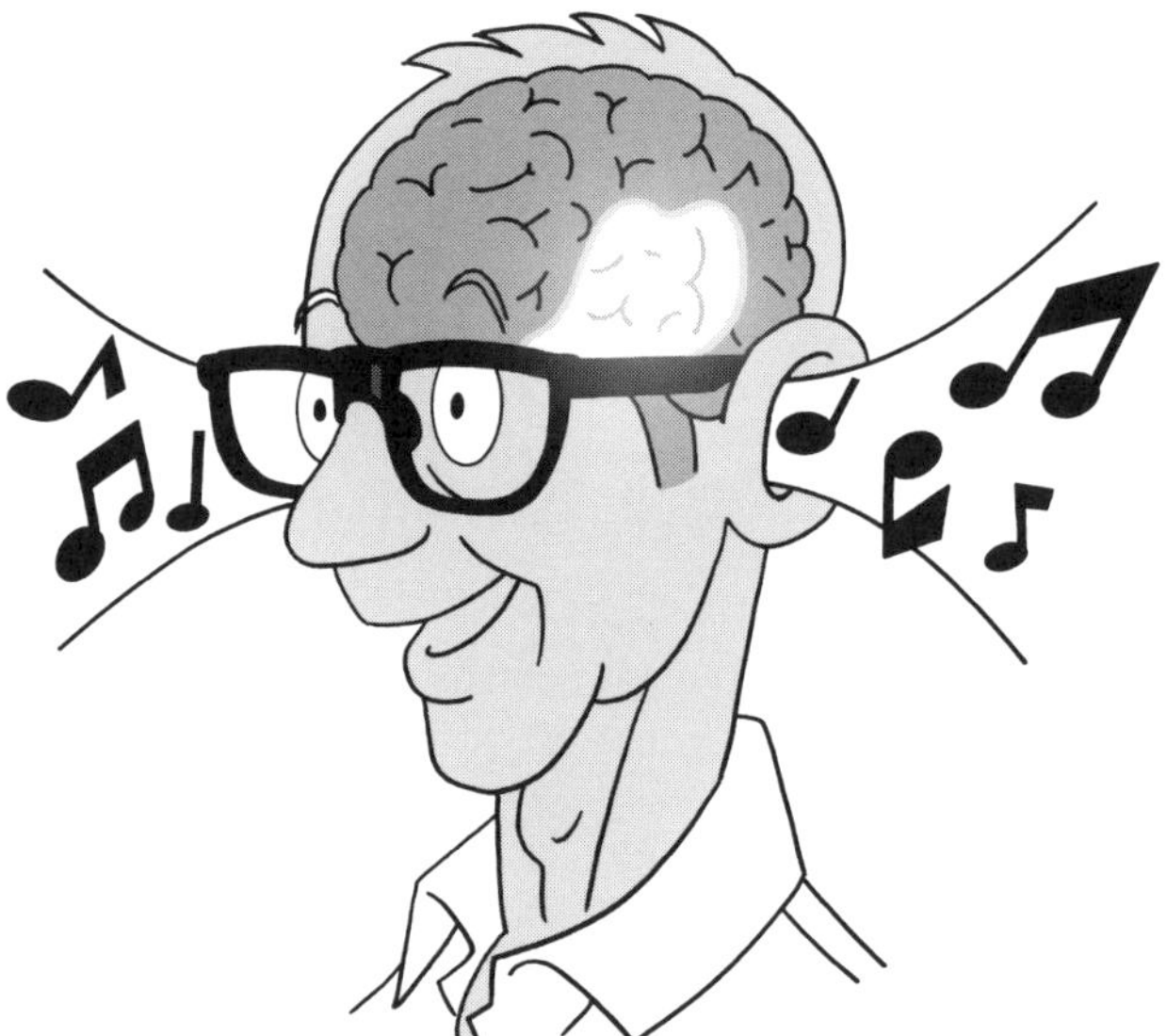

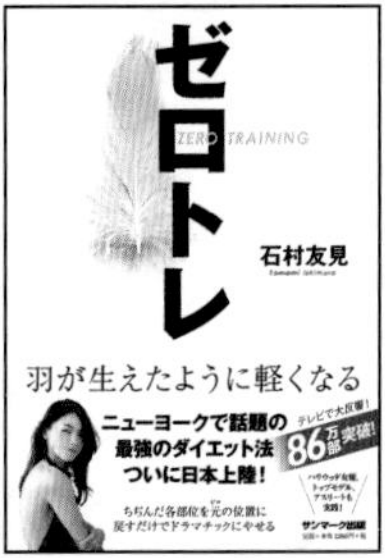

ゼロトレ

石村友見 著

ニューヨークで話題の最強のダイエット法、ついに日本上陸!
縮んだ各部位を元(ゼロ)の位置に戻すだけでドラマチックにやせる画期的なダイエット法。

定価= 1320 円(10%税込) 978-4-7631-3692-3

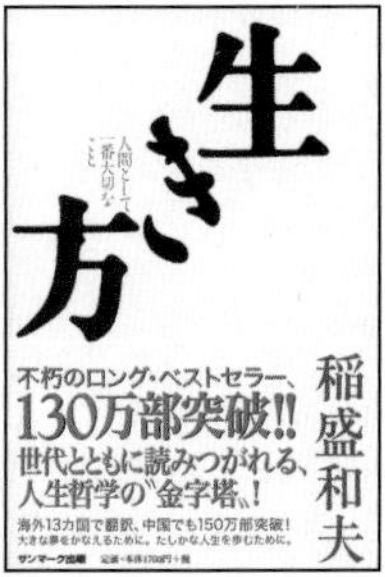

生き方

稲盛和夫 著

大きな夢をかなえ、たしかな人生を歩むために一番大切なのは、人間として正しい生き方をすること。二つの世界的大企業・京セラと KDDI を創業した当代随一の経営者がすべての人に贈る、渾身の人生哲学!

定価= 1870 円(10%税込) 978-4-7631-9543-2

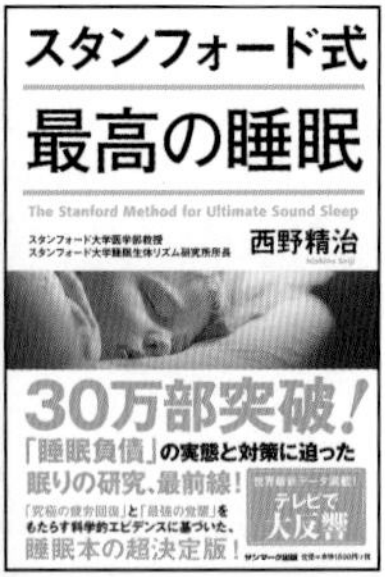

スタンフォード式　最高の睡眠

西野精治 著

睡眠研究の世界最高峰、「スタンフォード大学」教授が伝授。
疲れがウソのようにとれるすごい眠り方!

定価= 1650 円(10%税込) 978-4-7631-3601-5

子書店ですぐにご購読できます!

honto、BOOK ☆ WALKER、COCORO BOOKS ほか

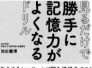

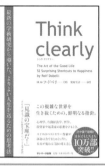

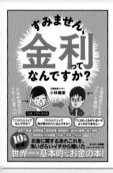

ＡＤＬ記憶には「できなくなった」を「できる」に変える力が

パーソナルソング・メソッドが記憶を鮮明に蘇らせ、脳を活性化させるしくみはご理解いただけたと思います。では冒頭でお伝えした重度の認知症患者が日常生活動作まで取り戻したのは、どうしてなのでしょうか。

それは、その方がときめいていたころの記憶が蘇ったからです。

〝ＡＤＬ記憶〟という言葉を、ご存じでしょうか。

ＡＤＬ（Activities of Daily Living）とは、食事・排せつ・入浴・歩行など、毎日の生活に欠かせない行為を示す言葉です。日本語で言うと、日常生活動作。若い世代の方には興味のないことかもしれませんが、高齢者が誰かの手を借りることなく日常生活が営めるかどうかは、介護の必要性を判断する大きな指針でもあり、切実な問題です。

そして、ここからが大切で、ＡＤＬ記憶は10～15歳の記憶と連動しています。

なぜなら食事・排せつ・入浴・歩行などの基本的な日常生活動作が身につくのは、一般的に神経系の発達が終了すると言われる12歳ごろだからです。発達や成長の個人差を考慮し、その前後3年の幅を持たせた10～15歳という年齢の記憶にＡＤＬの記憶が含まれています。

ＡＤＬ記憶という概念は、日本回想療法学会が提唱したものです。〝回想療法〟は１９６０年代にアメリカで誕生し、現在では、写真や動画などを使って10～15歳の記憶を喚起する手法を指します。パーソナルソング・メソッドの構築に当たり、私たちも日本回想療法学会に監修を依頼しました。

回想療法に関わる人のあいだでは、10～15歳の記憶とＡＤＬの相関関係は以前から経験的に周知されていました。それを２０１３年に日本回想療法学会の小林幹児会長が学会発表で、10～15歳の記憶とＡＤＬの相関関係を数値によって明らかにしたのです。

札幌市内の老人ホームの協力を得て、71～１００歳の高齢者50人に10～15歳の記憶について質問をし、同時に、日常生活動作やコミュニケーションについても5段階で評価をしました。その結果、記憶の消失と要介護度の重症化には明らかな相関関係が認められました。

10～15歳の記憶をほぼ維持できている高齢者の要介護度の平均は1・0なのに対し、記憶が失われていた高齢者の要介護度の平均は4・8でした。

2013年に厚生労働省が初めて要介護度の段階ごとの認知症併発割合を発表しましたが、そのときのデータでも要介護度が上がるに従って認知症発症割合が上昇していくことが示されています。

パーソナルソングはADL記憶を呼び覚ます鍵となる

この2つのデータが示すのは、**10～15歳の記憶が失われると日常生活動作（ADL）も失われて認知症は進行し、要介護度が上がっていくということです。**

これは逆に言うと、10～15歳のころの記憶を取り戻せばADLの向上が見込める、あるいは介護が必要な場面が減る、となります。これまで私は、冒頭でお伝えしたような日常生活動作の回復例を見てきたので、この効果には確信を持っています。

「パーソナルソング・メソッド」のターゲットは、まさにADL記憶です。

ひとりでできることがどんどん増えて行動範囲も広がる。自分の力で好奇心を満たせるようになる。いろいろな工夫をして友だちと遊べるようになる。**たとえつらいことが多かったとしても、どんなに忙しかったとしても、無邪気に笑ったり自分だけの楽しみを見つけたりしたことはあるはず。それを思い出すことは、心身にすばらしい効果をもたらします。**しかも薬と違い副作用はなし。ときめいていたころの記憶を楽しみながら、日常生活動作の改善までもたらします。さらに言えば、音楽を聴いて楽しくおしゃべりをする、という日常の楽しみまで得られるのです。

認知症になると意欲の低下が顕著になり、新しいことを始めるのはもちろん何をするのも億劫になってしまいがちです。**日々の楽しみを見つけることは認知症の進行を遅らせるための重要な役割を果たします。**

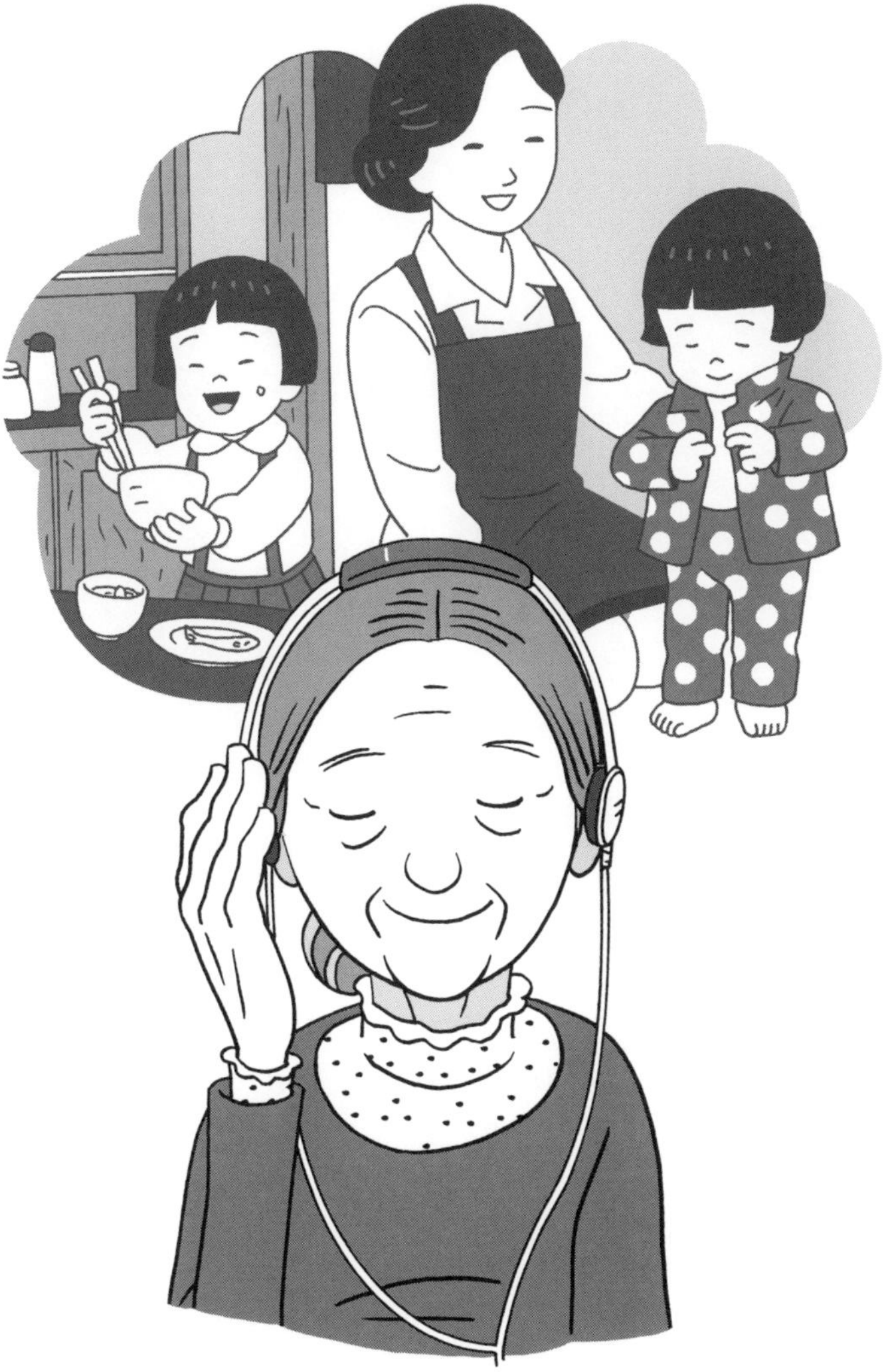

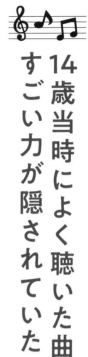

14歳当時によく聴いた曲にはすごい力が隠されていた！

イギリスのダラム大学音楽学部の研究チームは２０２０年、大人が若いころに聴いた曲を好むのは「その音楽が当時のポジティブな記憶と絡み合っているから」と発表しました。

この研究では、18〜82歳の４７０人を対象に〝好む音楽〟を調査しています。参加者は、65年のあいだにヒットチャート入りした１１１のポップソングから好きな曲を選び、①その曲がどのくらい過去の記憶を呼び起こしたか　②曲への親しみ　③曲への好みの程度　の３つで評価します。

その結果、参加者が思春期に聴いた音楽は、全般的に①と②の評価が高いことがわかりました。つまり**年齢を重ねても思春期に聴いた音楽には親しみが強く、当時の記憶を呼び起こす効果があった、ということです。**

さらに興味深いのは、過去を思い出す効果が最も高かったのは14歳ごろに聴

いた曲だったという研究結果です。これはパーソナルソング・メソッドがターゲットとする10〜15歳ごろによく聴いた曲と完全に合致します。

本書の巻末に、生まれ年から簡単にパーソナルソングの候補をピックアップできるベストヒット・チャートを掲載しました。もしかしたらピンとくる曲が見つからないかもしれませんが、それは普通のこと。何も問題ありません。

好きな曲というと、多くの人は青春時代によく聴いた曲を挙げます。しかしＡＤＬ記憶にアプローチするのは、青春時代よりも少し前。この歌手が好きだと熱を上げる前、とでも言いましょうか。ラジオからよく流れていたり、商店街を歩いているときに聴いたりした、いわゆる流行歌にパーソナルソングは潜んでいます。ですから実践者ご本人の趣味嗜好と合致するかどうかよりも、まずは、時代最優先で聴く曲を選定することが重要です。

また、たとえば「5歳年上の兄がよく聴いていた音楽」や「よく聴いていた父のレコード」などに影響を受けることもあるため、育ってきた環境を踏まえ設定の年齢より少し前の曲を試すのもいいでしょう。

脳が活性化し幸福感に包まれる。だから、またやりたくなる

前項までに触れた脳の話を、もう少しだけ掘り下げましょう。10～15歳に聴いていた音楽から、その人にとっての〝パーソナルソング＝記憶の金庫の鍵〟を見つけると、どんなことが起こるのでしょうか。

試しに、通っていた中学校のことを思い出してみてください。パッと頭に思い浮かんだのは、学校全体を見渡すことのできる正門の位置に立つ自分でしょうか。それとも、教室の中で友だちと過ごす姿でしょうか。

どんな場面だったとしても、記憶は言葉ではなく写真や動く映像として脳内に描かれたはずです。これと同じように、**パーソナルソングは当時の記憶を映像として呼び覚まします。そうするとイメージ脳と呼ばれる右脳が活発に働くように。そして頭に浮かんだ絵や映像を誰かに伝えるため、言葉にしようと試みることで言語脳と呼ばれる左脳が活性化するのです。**

郵 便 は が き

料金受取人払郵便

新宿北局承認

8890

差出有効期間
2023年 7 月
31日まで
切手を貼らずに
お出しください。

169-8790

154

東京都新宿区
高田馬場2-16-11
高田馬場216ビル 5 F

サンマーク出版愛読者係行

ご 住 所	〒　　　　都道府県		
フリガナ		☎	
お 名 前		(　　　)	
電子メールアドレス			

ご記入されたご住所、お名前、メールアドレスなどは企画の参考、企画用アンケートの依頼、および商品情報の案内の目的にのみ使用するもので、他の目的では使用いたしません。
尚、下記をご希望の方には無料で郵送いたしますので、□欄に✓印を記入し投函して下さい。
□サンマーク出版発行図書目録

1 お買い求めいただいた本の名。

2 本書をお読みになった感想。

3 お買い求めになった書店名。

市・区・郡　　　　町・村　　　　書店

4 本書をお買い求めになった動機は?

・書店で見て　　・人にすすめられて
・新聞広告を見て（朝日・読売・毎日・日経・その他＝　　　）
・雑誌広告を見て（掲載誌＝　　　）
・その他（　　　）

ご購読ありがとうございます。今後の出版物の参考とさせていただきますので、上記のアンケートにお答えください。**抽選で毎月10名の方に図書カード（1000円分）をお送りします。**なお、ご記入いただいた個人情報以外のデータは編集資料の他、広告に使用させていただく場合がございます。

5 下記、ご記入お願いします。

ご職業	1 会社員（業種　　） 2 自営業（業種　　） 3 公務員（職種　　） 4 学生（中・高・高専・大・専門・院） 5 主婦　　6 その他（　　）		
性別	男・女	年齢	歳

ホームページ　http://www.sunmark.co.jp　　ご協力ありがとうございました。

映像を思い浮かべ、その細部を確認し、言葉にしようと試みて誰かに話す。この繰り返しで、右脳と左脳をつなぐ回路が修復・強化され脳全体の機能が高まるため、認知機能の維持や向上にもつながります。

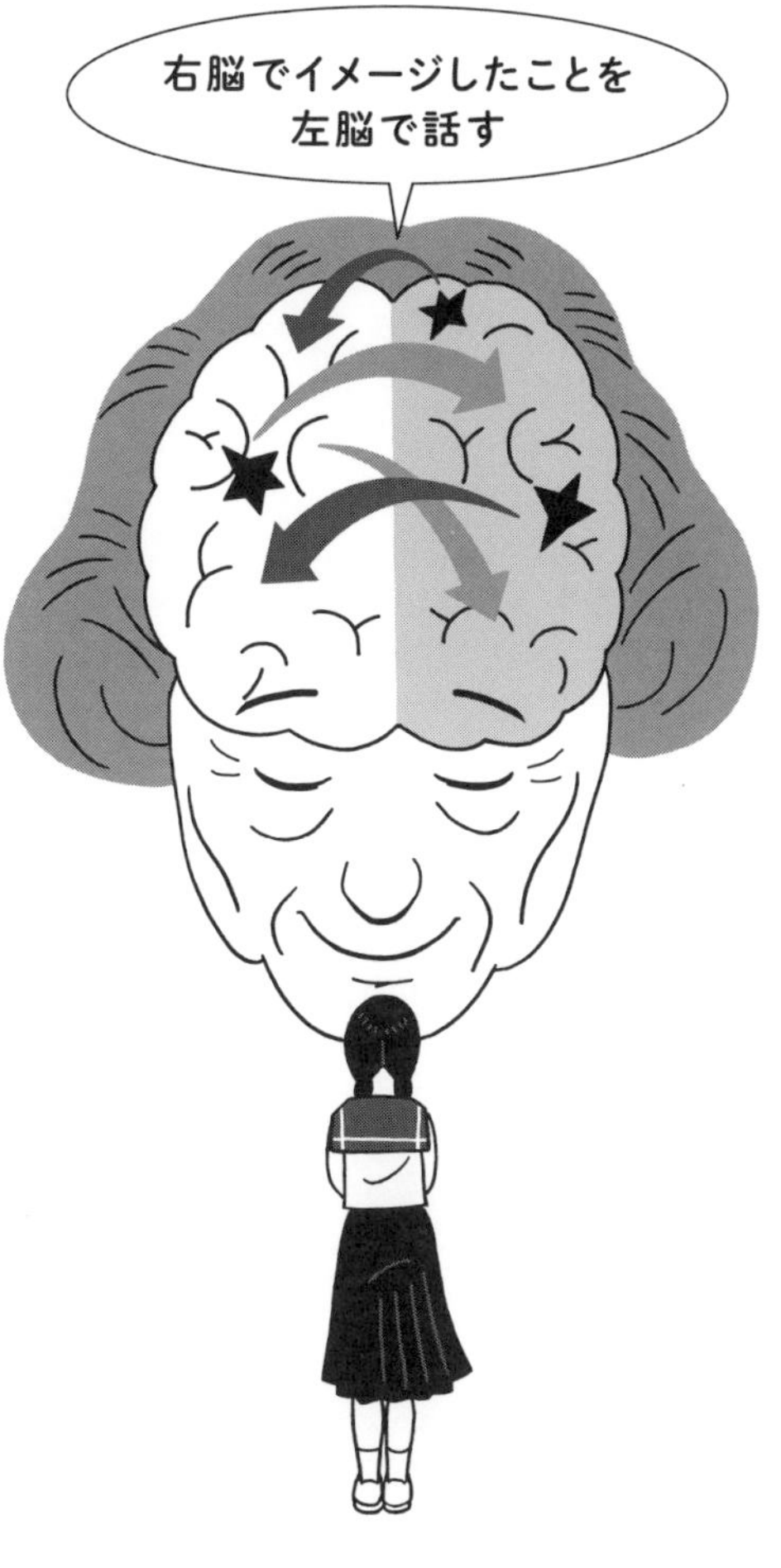

パーソナルソング・メソッドは家族や介護者にも大きなメリットが

残念ながら高齢者は、体が思うように動かない、意欲の低下によって活動範囲が狭くなる、人間関係が希薄になる、などが重なると物事を前向きにとらえられなくなり、愚痴っぽくなりがちです。そうすると家族など介助する側がよかれと思ってした提案が無下に断られることも増え、身近な人にとってもつらい状況に。

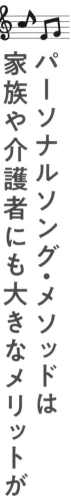

しかし、パーソナルソング・メソッドを試していただくとみなさん、笑顔になります。ある施設では、**1日のほとんどをうつむいて塞ぎ込んでいた方が、パーソナルソングに出合った瞬間、顔を上げて話し出すという奇跡のような場面にも遭遇しました**。

嫌なことは誰しもしたくはないですが、パーソナルソング・メソッドは幸福感に直結するため「またやりたい！」という気持ちが自然と生まれ、無理なく継続しやすいという特徴があります。このポジティブな変化が、日常生活動作に生じるトラブルの改善にもつながるのです。これは家族の介護をする人や介護施設などで働く人には喜ばしいことでしょう。

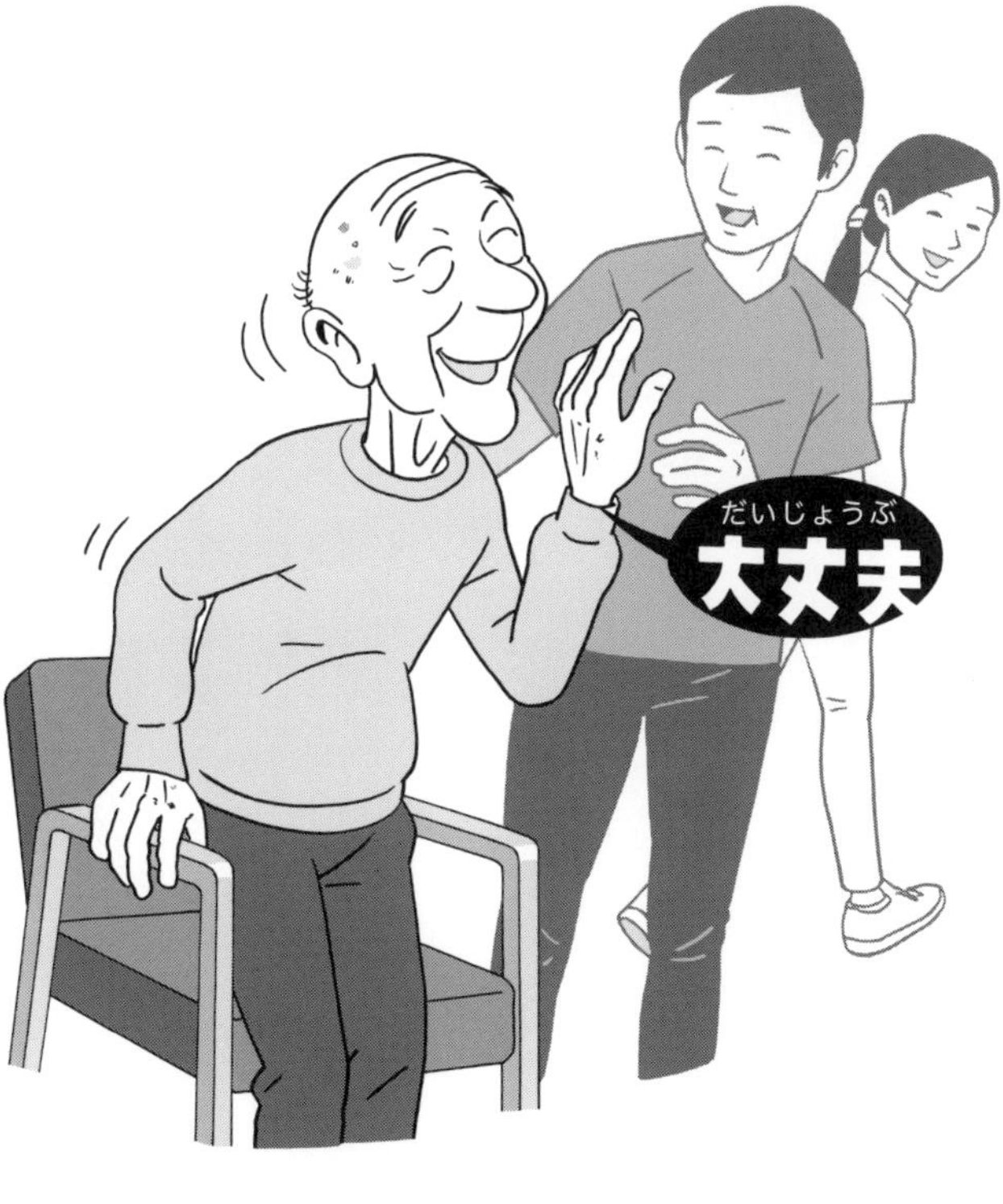

この章では要介護者の例を挙げましたが、パーソナルソング・メソッドは介護が必要になった高齢者だけに向けたものではありません。２０２４年には団塊の世代が後期高齢者になり、人口の約３分の１が高齢者になることが確実視され、軽度認知障害（ＭＣＩ）を含めた認知症高齢者は１５００万人を占めると見込まれています。そうすると国や地域の支援に頼るのは難しくなるはずです。

いまは健康で「若いですね」などと言われていたとしても、衰えた姿など想像もできず記憶もはっきりしているとしても、何が起こるかは誰にもわかりません。**厚生労働省の試算によると、認知症予防に関心のない人は関心のある人の４倍も、軽度認知障害になるおそれがあるとか。**

ある程度の年齢を過ぎていたら、あるいは人とのコミュニケーションが減りつつあることを実感していたら、ぜひパーソナルソング・メソッドをお試しいただきたいと思います。

認知症に
「なってから」でも
脳は活性化
させられる！

第3章

「有効な治療がない」と言われた認知症患者に驚きの変化が

冒頭でご紹介した、いつも通う施設のトイレの場所すら覚えられなかった女性は、じつは90歳を過ぎてもおしゃれ心を失わない、とても美意識の高い方でした。グリーンのセーターを着ている日はグリーン系のアイシャドウを塗り、栗色に染めた髪はいつでもきれいにセットされていました。向かい合ってお話ししている最中に何度も髪に触っていた姿が、いまも印象に残っています。

しかし、その美意識の高さゆえに少々困ったこともありました。それは1日に何度も化粧直しをして顔が真っ白になっていたことです。彼女のバッグには必ず化粧ポーチが入っていて、暇を見つけては化粧直しをしていました。認知症による記憶障害で、自分がいつ何をしたのか忘れてしまうのです。

介護士さんが「さっき塗ったよ」と声掛けをしても「はぁ」と言いながら、やはりファンデーションを塗ります。そのため彼女の顔はファンデーションの厚塗りで粉を吹くほどでした。

ところが**5回目のパーソナルソング・メソッドで、私たちの存在を認識してくれたのと時を同じくして、彼女はどんどんナチュラルメイクになっていきました。失われていた短期記憶が回復したのです**。この変化が私たちがパーソナルソング・メソッドの効果を確信するきっかけとなりましたし、ご家族にとっては少しだけ若返った母や祖母の姿と接することのできる、うれしい変化だったはずです。

冒頭のもうお一方は、いま申し上げた方より年齢はひと回りほど下でも、認知症の重篤度で言えばはるかに上でした。家族の名前すら言えない状態でしたが、彼女の年齢に合わせて数曲かけると、すべての歌で歌詞を間違えずに口ずさみます。同席していた介護士さんはかなり驚いていました。

そんな彼女のいちばん大きな変化は、回を重ねるごとに笑顔が増えて話題が広がっていったことでした。初期は、曲を口ずさみながらも出てくる言葉は母への恨み節。「あの女は、ちっとも家のことを教えてくれなくて、おかげでひどく恥をかいた」など、愚痴とも文句ともつかない文言ばかり並べ立てます。

しかし5回目、6回目になると、自分自身の話題が増えて「朝起きると何よりも先にラジオをつけて音楽を聴いていた。それだけが楽しみだった」とか「ダンスを習っていて、ダンスホールに行くために青函連絡船と電車を乗り継いで東京まで出かけたのよ」など、固有名詞もまじえながら饒舌に話すように。

7回目、8回目になると私と妻を認識してくれるようになり、パーソナルソング・メソッドの開始前には一緒に冗談を言って笑い合い、妻との女子トークにも花が咲くようになりました。最終の11回目では、母親のことを「本当に、あの女も困ったものよね」と笑い飛ばすようになったのです。

普段は会話が成立しないことのほうが多く、何か問いかけても無反応だっただけに、この変化にみなさん、文字通り目をパチクリさせるばかりでした。

健康脳テストの数値が奇跡的な改善を遂げた！

認知症発症の可能性や改善度を測る指針の一つに、日本回想療法学会による

〝BCL〟という健康脳テストがあります。12点が最高点、84点が最低点で点数が低いほどよい状態を示すのですが、初回の計測での結果は90代の女性が74点、80代の女性が66点でした。そして10回目の時点で計測すると、**90代の女性が55点（19点改善）、80代の女性が45点（21点改善）という驚くべき結果が出ました。**

お二人とも家族の名前を言えなかったのが、90代の女性はひとりをのぞいて全員、80代の女性は両親、兄弟姉妹の名前をすべて言えるようにもなっていました。正直な話、数字という結果を見なくても、お二人を見ていればパーソナルソング・メソッドによる認知症の改善効果は明らかでした。

少しでも長く自分のことは自分でできる状態を保ち続けていくために、歩いたりスクワットをしたりして身体能力を維持することも、もちろん重要です。しかし**いくら体が元気でも、司令塔である脳の状態がともなわなければ結局まわりに迷惑をかけます**。音楽を聴いて話すだけで心身の状態を簡単によくできるパーソナルソング・メソッドを、もっと多くの人に知っていただきたいというのが私たちの願いです。

認知症患者を含む高齢者との会話が豊かになる

認知症や軽度認知障害（ＭＣＩ）の方は、認知機能の低下によって同じ話を何度も繰り返す傾向にあります。あるいは高次脳機能障害（失語）によって言葉数が減り、無口になってしまう方も。

身近に接している家族からすると、それらの変化が認知症によるものだと頭で理解はできても気持ちは追いつきません。いつでもウィットに富んでいて話すのが楽しかった祖母が、威厳があり尊敬していた父が、突然同じ話を繰り返すようになるのはつらいことです。つい苛立ちを募らせて冷たい態度をとってしまったり、簡単な質問にもはっきりと答えない姿に業を煮やして、話しかけるのをやめてしまったりする例は少なくありません。

しかしアルツハイマー型認知症の発症を防いだり遅らせたりするには、人との関わりが必須です。厚生労働省「認知症予防・支援マニュアル（改訂版）」

には、週1回以上、親族や友人に会う人と比べて、**人との関わりが週1回未満の人は発症の危険度が8倍も高いことが示されています。**

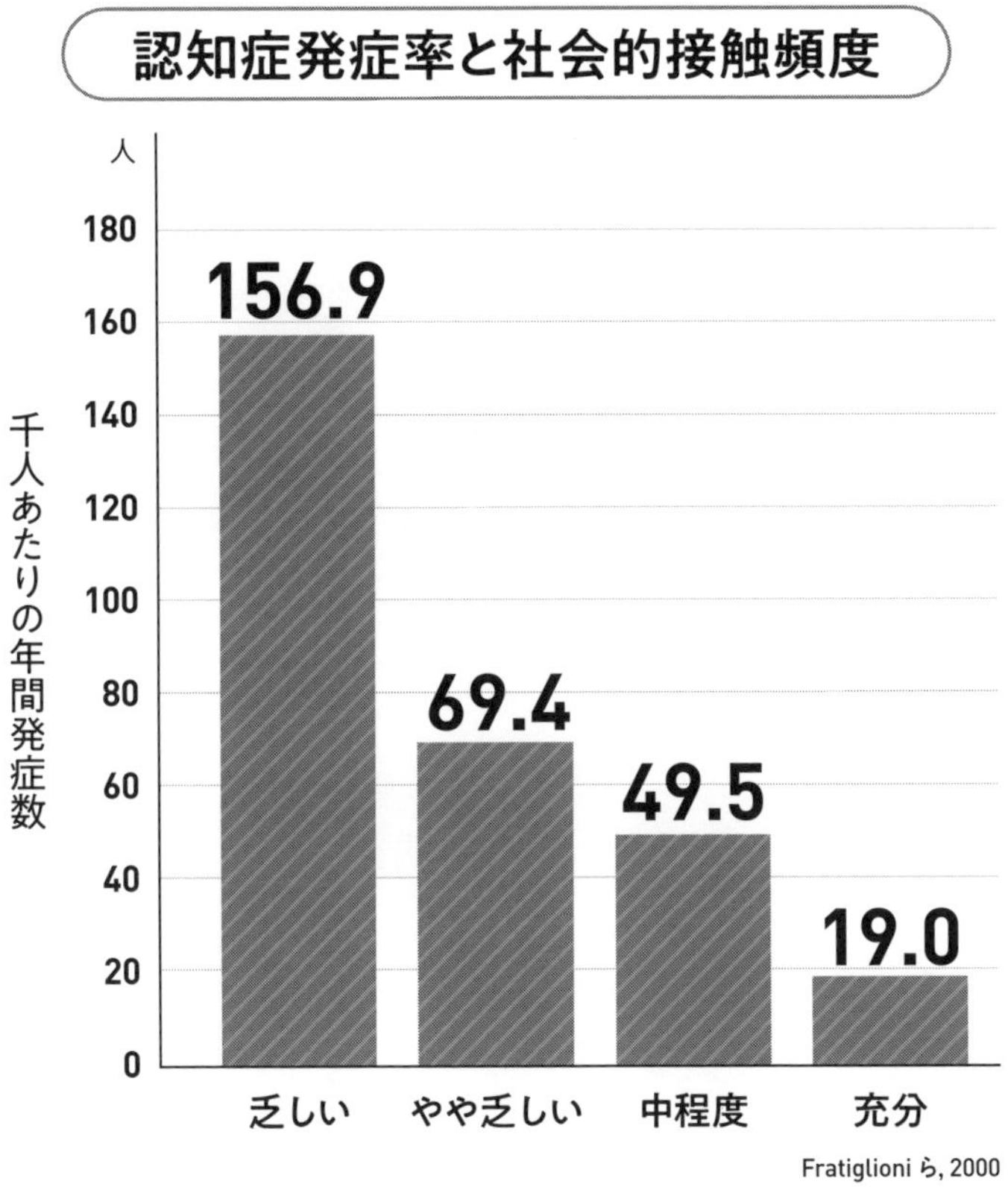

両親や祖父母の認知症の発症を防いだり進行を遅らせたりしたい。でも、話をするのは苦痛という方にとって、パーソナルソング・メソッドは必ず救いとなることでしょう。

おしゃれ心を失わなかった90代女性は、事あるごとに「私はいとこに見初められて結婚したの」と話していました。まったく関係のない話をしている途中でも「私はね、いとこに見初められて……」と始まるのです。

彼女にかぎらず「私は幼稚園で園長先生になって」とか「俺は○○の開発に関わっていたんだ」など、人生の華々しい経歴や思い出、武勇伝を同じ方から何度も聞くことはまったくめずらしくありません。というより、ほとんどの方がそうでした。

ところが、どなたも5回目、6回目のパーソナルソング・メソッドあたりから、変化があらわれます。繰り返してきた話は影をひそめ、幼少期の思い出や昔話などを楽しそうに語り出すのです。どんどん鮮明になっていく記憶を語るのがいかにうれしいことなのかが、よくわかります。

これまで４００人以上の高齢者の方と接してきた経験から、過去の栄光や武勇伝は、その方にとっての鎧のようなものだと私は考えるようになりました。

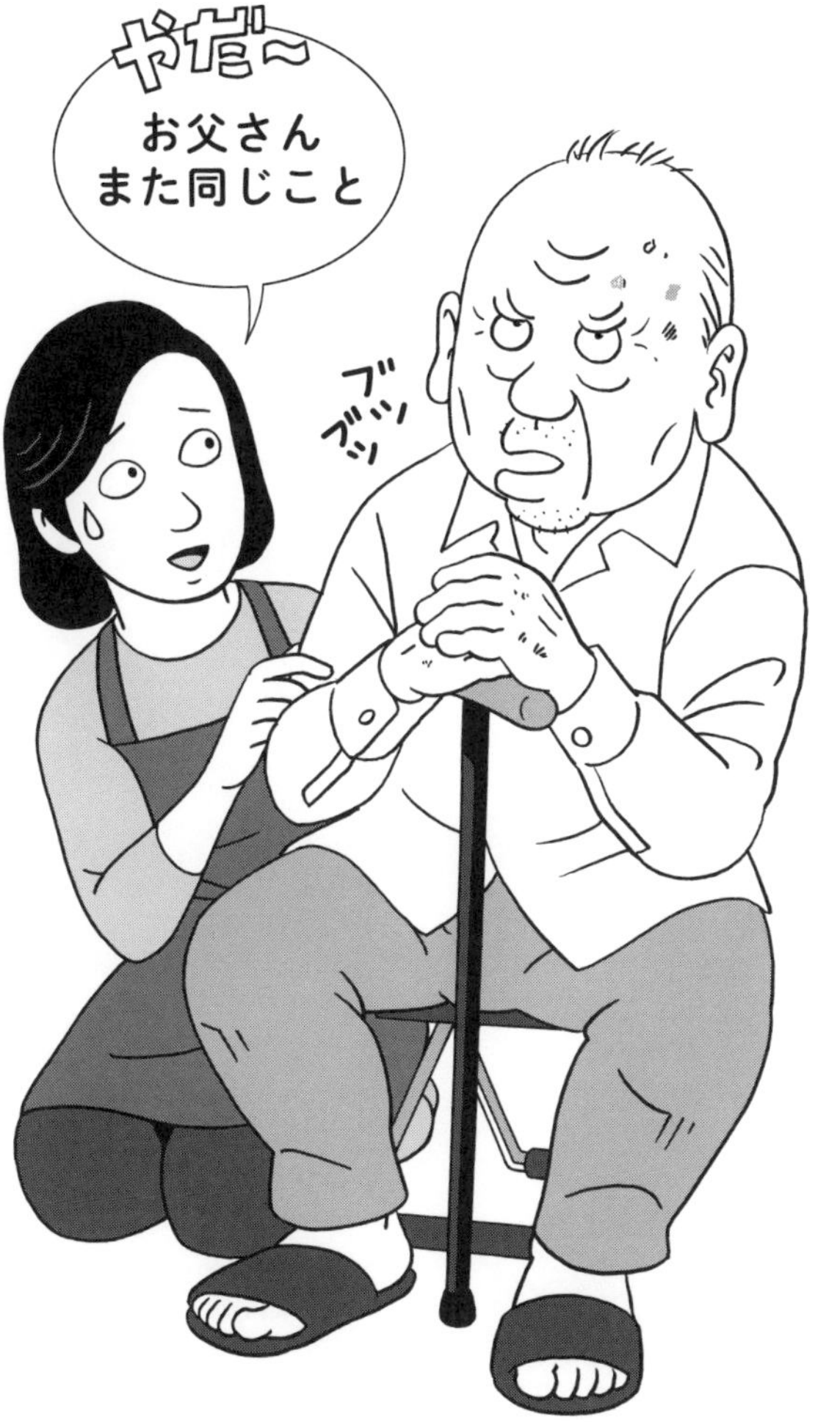

認知症になると忘れっぽくなったり、身体的にも昔と同じように行動できなくなったりします。当然、周囲の人のサポートや介助が必要な場面が増えるでしょう。そんななか苛立ちをぶつけられたり心ない言葉をかけられたりといった経験を重ねると、認知症患者の心は萎縮し自信をなくしていってしまうのだとか。だからこそ相手の反応も顧みずに、自分が胸を張って誇れる経歴や思い出話を繰り返すことで、自分の尊厳を守っているのではないかと思うのです。それらの話は、誰もが興味を持って聞いてくれたという成功体験をともなう場合も多いのかもしれません。

しかし、パーソナルソング・メソッドを実践したことで、自分でも忘れていた**〝ときめいた記憶〟に触れると、脳の新しい回路がオンになり、自分を守るための話ではなく、話したいことがあふれ出てきます**。それは、まだ大人や世間に忖度《そんたく》することのない幼少期や思春期に体験した楽しい思い出や何気ない日常の一コマです。

以前、「親と顔を合わせても、同じ話の繰り返しか、違う話と言えば近所の愚痴や親族の悪口ばかりで、聞いているうちにこっちのメンタルがやられて、どうしても実家から足が遠のいてしまう」という知人にパーソナルソング・メソッドのやり方を教えたことがありました。

メンタルをやられがちだった親との会話が楽しくなった

数週間後に会った際、その知人は「親の子ども時代の話なんて聞いたことがなかったから新鮮だったし、これまで知らなかった一面に触れることにもなって驚きもあったよ。それに、聞いているときはいつもと違って自分も楽しかったし、ここ何年かでいちばん長く話が続いたんじゃないかな。音楽一つでそんなに変わるものかな、ってじつは半信半疑だったんだけど、疑って悪かった」と話してくれました。高齢者に残された時間を考えても、子ども時代の思い出話を語る時間はとても貴重です。何よりも、興味を持って聞いてくれるあなたの姿がうれしいはず。このポジティブな心の変化が、失っていた自信を取り戻し記憶や日常生活動作を回復することにもつながります。

短時間でも回を重ねるほど認知機能の維持・向上効果が

ご紹介した体験談からもわかるように、パーソナルソング・メソッドは回を重ねるごとに効果がより顕著にあらわれます。音楽を聴いたときの反応は認知症の重篤度によっても変わりますが、最初はワンフレーズだけ歌詞を口ずさんだり、体を揺らしながらリズムをとったりするだけでも、変化としては充分です。もう記憶の金庫の扉は開き始めています。

この時点で実践者ご本人は楽しい気分を味わえているはずですし、**うまく言葉にできなかったとしても、脳内には記憶の映像が浮かび上がっているかもしれません**。次に行う際には、話す内容がブラッシュアップされたことを実感できるはずです。

もちろん個人差はありますが、5回目や6回目にもなると日常生活動作の変化を感じさせてくれる方が増えてきます。ですから可能なら、最初のうちは週に1回程度、20分でいいので聞き手になることが理想です。もし実践者ご本人がパーソナルソングを再生できるなら、おひとりのときに繰り返し聴いてもらうのもいいでしょう。

繰り返しになりますが、大切なのは定期的に行うこと。パーソナルソング・メソッドでも回想療法でも、継続中は認知症の進行を食い止めたり記憶力を高めたりする効果が期待できますが、完全にやめて一定期間経つと元の状態に戻ってしまいます。パーソナルソングを聴いて語るという強い刺激を脳に与え続けることが、何よりも大切です。

じつは先日、およそ2年ぶりに冒頭で紹介した90代の女性に会うことができました。コロナ禍の2年で施設の介護士さんたちの大半が入れ替わり、当時を知る担当者も退職されていました。

2年ぶりに会った彼女は、白髪でノーメイクという出で立ちで、立居振る舞いからも認知症の進行は明らかでした。もちろん、私たちのことは覚えていません。ですが**パーソナルソングをかけると、破顔一笑。『ミネソタの卵売り』に合わせて歌いながら踊り始めました。**その後も曲をかけるたびに歌い、「踊りがお上手ですね」と声をかければ「子どものころから踊ってばかりで、勉強は全然しなかったの」という答えも返ってきます。

いくら認知症は進行していても、パーソナルソング・メソッドで思い出した楽しい記憶や効果は失われない。この驚くべき成果を実感しつつも、もしあの日から少しずつでもパーソナルソング・メソッドを続けていれば、自分のことはしっかりできて、セーターとアイシャドウの色を合わせられる、おしゃれな彼女のままだったのかもしれない。そんなことを考えさせられました。

思い出して話すことが脳への刺激を最大化する

週1回以上、誰かと会う機会がある人に比べ、人との関わりが週1回未満の人は認知症発症の危険度が8倍も高いと申し上げましたが、パーソナルソング・メソッドに週1回取り組むことは、この点からも理にかなっていますし、非常に有益と言えるでしょう。

パーソナルソング・メソッドの基本は、1対1で行うことです。思い出している実践者ご本人が話しやすいように、聞き手側はどんな話も否定せず、訂正せず、適宜質問を挟みながら話に耳を傾けましょう。

というのも、認知症の方の多くは記憶障害によって楽しく話す機会を失っています。たとえば日付や時間に関する同じ質問を1日に何度も繰り返すと、**家族から「だから！ 何度も言ってるでしょ！」などと強い口調で言われたり、つじつまの合わない説明や記憶の間違いを「それ、違うじゃない！」と逐一訂正されたりする経験を重ねるうちに完全に話す自信をなくしてしまいます。**端的に言えば、話すのが怖くなるのです。

パーソナルソング・メソッドは「記憶を呼び覚ます↓話す」という過程を何度も経て脳を活性化させていくので、いかに実践者ご本人にのびのびと話してもらうかが成否を分けると言っても過言ではありません。否定せず、訂正せず、適宜質問を挟みながら話を聞く。この姿勢を貫くことで「この人は私の話を聞いてくれる人だ」「よくわからないけど音楽を聴いているときだけは、私の話を遮ることなくしっかり聞いてくれる」などという信頼を勝ち取っていただきたいのです。楽しい記憶を引き出す上手な聞き方のヒントなどは100ページ以降に具体例を示したので、始める前に必ずご一読ください。一大ロマンスのような、初めて聞くすごい話が飛び出すかもしれません。

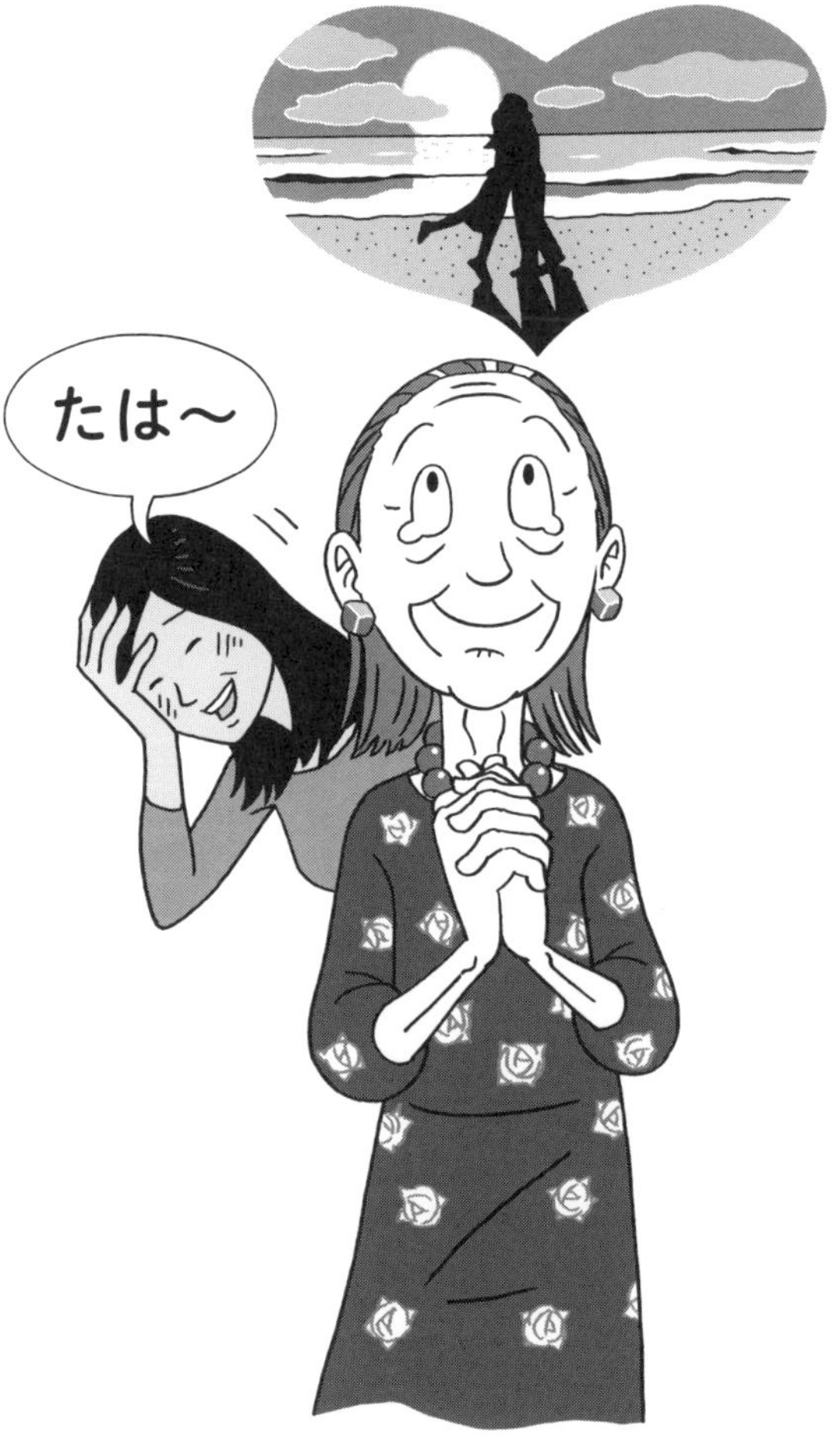

ときめく時代や話したい思い出は誰にでもある

「話を引き出すことが大切です」とお伝えすると、「うちの親は無口だから」とご家族がおっしゃったり、実践者ご本人から「子ども時代は貧乏だったから、いい思い出なんて一つもないよ」と前もって釘を刺されたりすることが、よくあります。

しかし忘れないでください。

たとえ金銭的に苦しかったとしても、つらいことばかりだったとしても、何かしら心温まる出来事や腹の底から大笑いしたような楽しい出来事が、きっとあったはず。少なくとも**私が話を伺った方々は、年齢を重ねていくうちに楽しかった記憶に鍵をかけてしまっただけでした。**

社会に出れば人間関係は複雑になりますし、自身が選択しなかった道への未練や後悔は増えていきます。しかしパーソナルソング・メソッドがターゲットとする10〜15歳は、思春期の難しい年齢ではあるものの、生活の中心は家庭と学校で、そこはかぎられた人としか接しないコミュニティです。社会人になってからほどの、強い責任やプレッシャーは感じずに暮らしていたはず。健康についての心配事なども、いまよりは少なかったことでしょう。

実際、初回のパーソナルソング・メソッドでＡＤＬ記憶を喚起する歌を聴き、「このころは家の手伝いばかりさせられていて、笑ったことなんて一つもなかった！」とおっしゃった方がいました。

しかし2回目、3回目と回数を重ね「どんな家に住んでいたの？」という質問をきっかけに「家の裏庭に桜の木があってね、隣に住んでいたおさななじみとよく木登りした」という記憶が蘇ります。さらに回を重ねると、おさななじみを「よし坊」と呼ぶようになり、どんな学校でどう過ごしたのかや、友だちとの楽しい時間の話も聞けました。

聞き手側としても、ネガティブな内容ばかりでは心が疲弊してしまいます。しかし、その先には必ずポジティブな明るい話題が待っている。それを聞くま

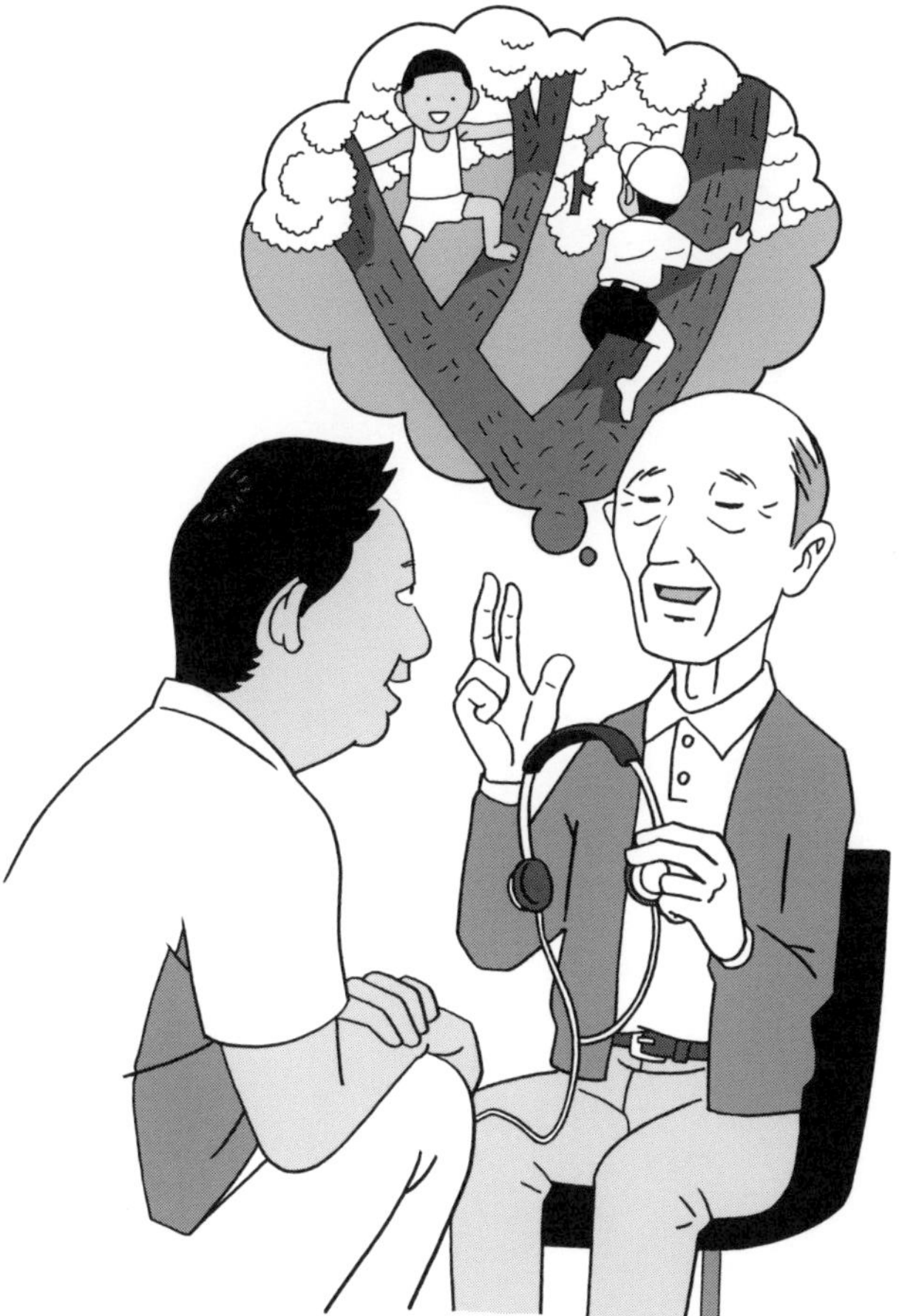

では諦めないぞ、という強い気持ちで、ぜひ取り組んでいただきたいと思います。苦しい時間はそう長くは続きません。トンネルを抜けた先には、私が見てきたような素敵な笑顔や楽しい思い出の話が、必ず待っていますから。

離れて暮らす家族のためのパーソナルソング・メソッド

コロナ禍では、血のつながった親子でも直接会うのが難しい世界を私たちは経験しました。そんななか発表されたのが「Ｚｏｏｍなどのオンラインコミュニケーションには認知症の予防効果がある」という、ウエスト・ロンドン大学とマンチェスター大学による研究結果です。

直接会えなかったとしても、デジタルを介したやりとりでも、エピソード記憶（その人が経験した出来事の記憶）の劣化を抑える効果がある。この研究を受けて、私たちもコロナ禍でなかなか施設に足を運べないこともありＺｏｏｍを利用してリモートでのパーソナルソング・メソッドを行いました。結論から申し上げると、対面で行うのと何ら遜色《そんしょく》ない結果が得られました。

まずパソコンを介したやりとりだと、相手がある程度パソコンを操作できるのであれば、かけている曲のレコードジャケットや歌っている歌手の写真などを同時に見ることができます。同じものを見ていれば、それだけで話が弾みやすくなるでしょう。また、曲を聴いたときの相手の反応を、画面で確認できるというメリットもあります。

パソコンの操作が苦手な相手でも最低限、インターネット検索のやり方だけ伝えてみましょう。うまく覚えてくれれば、あとは曲名や歌手名を入力してもらうだけです。これをリモートで伝えるのは大変かもしれませんが、検索まで一通り行ってパーソナルソング・メソッドを楽しく実践したという成功体験を得られれば、自ずと興味が湧くはず。長年身につかなかったパソコン操作に関心を寄せたとしても、おかしくはありません。

パソコンを使った場合の環境面のメリットも含め、実際に試した感想は、オンラインコミュニケーションとパーソナルソング・メソッドの相性は想像以上にいい、というものでした。日常的に親子でZoomなどを利用している場合は「すごい効果のある脳トレに10分くらい付き合ってよ」などと声をかけて、パーソナルソング・メソッドに取り組んでみられてはいかがでしょうか。

パソコンは持っていないけれどスマホやiPadなどのタブレット端末な

らあるという場合は、Ｚｏｏｍなどのアプリをインストールすれば使用できますし、ＬＩＮＥのビデオ通話などの機能を使うのもいいでしょう。最近は高齢者のスマホ所有率が上がっているので、ご家族や介護者がアプリの入れ方や使い方を説明するのもいいでしょうし、地域の講習会に顔を出すのも一案です。

いずれにしても「離れて暮らしている親とはできない」などと諦めないでいただきたいと思います。高齢者の衰えは、いつのまにか急激に進行するもの。大切な人を失ってしまってからでは遅いのです。

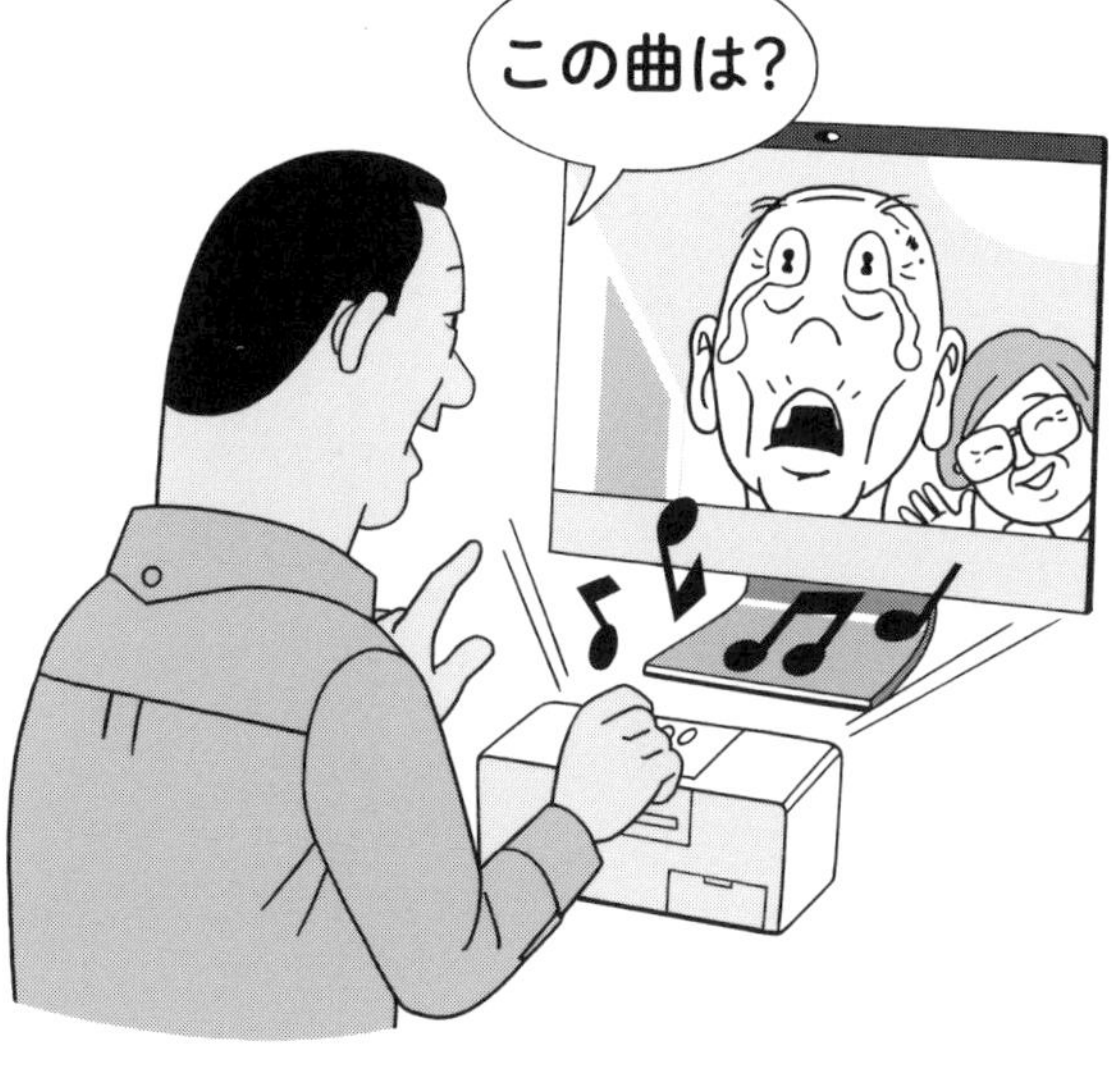

ひとりでやりたい人のパーソナルソング・メソッド

短期間で最大の成果を得るには、蘇った記憶について話すことがベストですが、絶対に対話の相手がいなければダメということではありません。

本書を手にした方には「子どもの手をわずらわせたくない」「少し忘れっぽくなっただけだし、恥ずかしいからひとりで取り組みたい」「子どもに何か話しても否定的な言葉ばかり返ってきて嫌だ」と感じている方も多いでしょう。

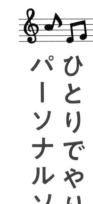

96ページの手順でパーソナルソングが見つかったら、頭に浮かんできた映像を書き留めましょう。通常のパーソナルソング・メソッドと同様、文字にする過程で右脳と左脳を結ぶ回路が活性化し、脳機能の維持や向上に役立ちます。

書き留める際の最重要ポイントは、独り言でもいいから口に出すこと。最初は思い浮かんだ景色を単語にするだけでもかまいません。なぜなら繰り返しパーソナルソングを聴くと記憶がどんどん鮮明になり、書いた言葉にたくさんの言葉が連なっていくからです。

たとえば、最初は「夕方」という単語を書いたとします。何回か聴くうちに「日が暮れるのが早かったから、あれは冬だった」とか「隣の家から魚を焼く匂いがした。夕飯前だった」など新たに思い出したことを書き足していきます。

誰に見せるわけでもないですから、思いつくまま書きましょう。何を書いたかさえあとでわかれば、殴り書きでもＯＫ。頭にある景色を声に出しながら書き留めてください。具体的な人名や地名などを思い出したら、インターネットで検索をして写真などを見ると、さらに記憶が鮮明になるはずです。


書きながら声に出す。書いたものを声に出して読み返す。どちらもたいへん効果的です。「脳トレ」で有名な東北大学加齢医学研究所の川島隆太教授の研究によると、音読中は前頭前野が活性化し、音読しないときと比べ音読直後の記憶力や空間認識能力が20～30％もアップするのだそうです。

書き留めたものがある程度まとまったら、電話でも結構ですので家族や友人に話すことをお勧めします。新たな記憶が蘇るかもしれません。

やってみよう！
パーソナルソング・メソッド

第4章

それではいよいよ、パーソナルソング・メソッドを実践しましょう。順を追って、くわしくご説明していきます。

ステップ1 始める準備

付属のCDを聴く準備をします。

［CDを再生できる機器の例］

・CDプレイヤーのほか、テレビに接続しているDVDプレイヤー、ブルーレイディスクプレイヤー、ポータブルのDVDプレイヤーなどでも再生できます

・パソコンのCD／DVD／ブルーレイディスクドライブも対応している機器でしたら再生可能です　※おひとりで取り組む方は、紙とペンをご用意ください

ステップ2 ゆったり深呼吸でリラックス

息をゆっくり吸って、ゆっくり吐き切る。深呼吸を3～5回繰り返し、副交感神経を働かせてリラックスしましょう。体に酸素をたっぷり取り込むと代謝

や血流が促進され、脳を活性化させる体の準備が整います。

ステップ3　CDを聴いてみる

付属のCDを最初から再生します。ただし、すべての曲を通して聴く必要はありません。歌い出しあたりまで聴いて、何か思い出すことがなければ次の曲へ。聞き手側は、体でリズムをとる（体を揺らす）、一緒に口ずさむ、「懐かしいね」などの感想を述べるといった反応が見られなければ「次を聴いてみようか」などと声をかけて、次の曲へスキップしましょう。

ステップ4　パーソナルソングに出合う

【パーソナルソングかどうかを見極めるポイント】

- パッと表情が明るくなる、笑顔になる、目に力が宿る
- 体でリズムをとる（体を揺らす）
- 聞き手側が問いかける前に話し出す

・懐かしさのあまり感情が昂って涙が流れる

ほかの曲とは明らかに反応が違うので、見落とす心配はしなくて大丈夫です。曲に合わせて口ずさんでいるときは、聞き手側はその曲を流し続けましょう。歌い終えて話し出したら音楽を止め、次の曲は再生せず話を聞きます。曲の途中で話し出したときは、聞き手側は話を聞きやすいようにボリュームを下げてもいいですし、話すことに集中しているようでしたら曲を止めてもかまいません。パーソナルソングは記憶を呼び覚ますトリガーなので、話し始めさえすれば、すでにその役割を果たしています。

おひとりで取り組んでいる方は、頭に思い浮かんだ映像を書き留めましょう。

こんなときどうする？

パーソナルソングが見つからなかったときは

劇的な反応が得られなかったとしても、曲にまつわる思い出話をポツリポツりと語るなどの反応があれば、脳はそれまでにない刺激を受けています。

パソコンやスマホの操作に慣れているようでしたら巻末のチャートを参考に、該当する年代の曲のオリジナル音源をYouTubeなどで実践者ご本人が探すか聞き手側が探すかして順にかけていきましょう。オリジナル音源かどうかの判断ができないときは、「その歌手自身が歌っている」ものを最優先に。オリジナルの歌手が歌唱している場合も、テレビ番組の録画ではなく音源のみがアップされているもののほうがオリジナル音源の可能性が高いです。

可能ならパソコンやスマホから流れる音ではなく、外部スピーカーなどを用いて、なるべくいい音にすると記憶が蘇りやすいでしょう。

ラジオのない環境で大人になるまで育ち、歌謡曲や映画音楽に触れる経験が少なかった方や戦時下で音楽どころではなかった方の場合、パーソナルソングを見つけるのに苦労するかもしれません。そのようなケースでは、たとえば盆踊りで流れるような、その地方に昔から伝わる民謡や学校で覚えた唱歌などを聴いていただくといいでしょう。ＡＤＬ記憶に結びつくことがあるので、お試しください。

脳を活性化する楽しい記憶を引き出す「すごい聞き方」とは

パーソナルソング・メソッドは実践者ご本人に気持ちよく話してもらうことを重視しています。そこで、聞き手側になる方に向けて、いくつかアドバイスをさせてください。まず心に留め置いていただきたいのが、話を聞く際の心構えです。特に、両親や祖父母など身内の話を聞くときには、この心構えがたいへん重要な意味を持ちます。

[聞き手の心構え]

1 実践者の話に好奇心を持つ

たとえ身内であったとしても、実践者ご本人の10～15歳当時の話は、初めて聞く内容が多いかもしれません。ワクワクした気持ちで耳を傾けましょう。

2 教えてもらう、という姿勢を忘れない

人生の先輩が過ごしてきた過去の大切な思い出を聞かせていただく。そのくらいの心構えで接してください。

3 客観的に純粋な聞き手になる、第三者に徹する

施設に長年通われている通所者の方でも、両親、祖父母などの身内でも、パーソナルソング・メソッドに取り組むときは「初めまして」の気持ちで向き合います。

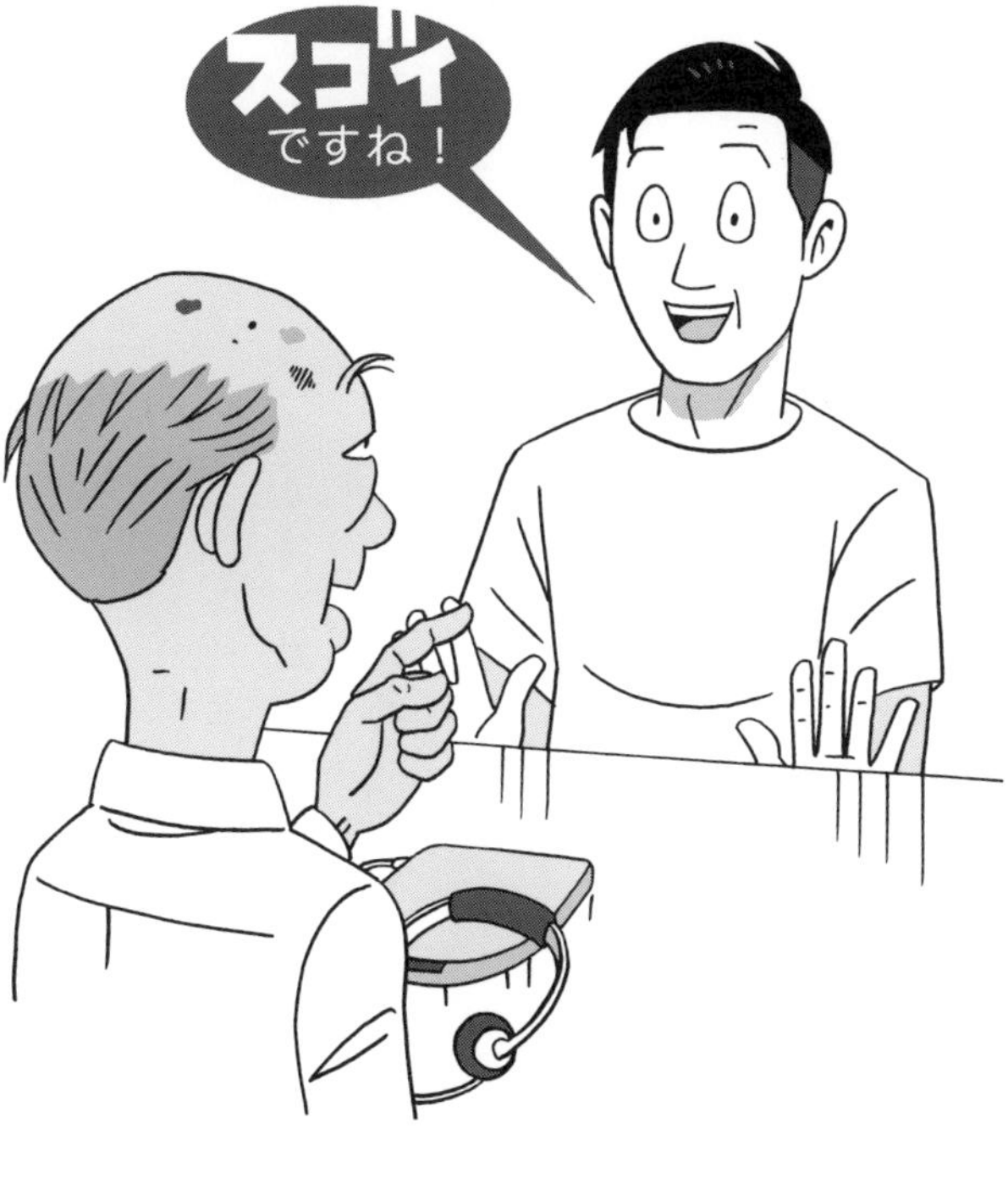

なぜ、実践者ご本人との距離感についてここまでこだわるのかと言えば、パーソナルソング・メソッドを通じて、知りたい話だけではなく、知りたくない話まで聞くことになるかもしれないからです。

知りたくない、と言っても決してネガティブな意味ではありません。たとえば誰かに恋心を抱いた話や、聞いているこちらの耳まで赤くなるような大恋愛の話を伺ったこともありました。私はこれまで聞いたことがないですが、親しい人にしか語れない「いまだったら犯罪かも……」と思うような悪さをしていた可能性だってあります。

こと身内となると、耳を塞ぎたくなる話題もあるでしょう。でも実践者ご本人にとっては、それがいちばん話したい内容です。その方の人生を形成するうえで、欠かすことのできない重要な出来事だったのです。

ですから身内の場合は特に、相手はひとりの男性であり女性である。自分の知らない時代を過ごしてきた人生の先輩である。昭和○年ごろの日本はどんな時代だったのだろう。そんな客観性を持って接するようにしてください。

脳の活性化を100%不可能にするNGワードがあった

実践者ご本人が心を開き、自由に話せるよう、絶対に言ってはならない言葉を紹介しておきます。

NGワード1
「違うじゃない!」「そうじゃないでしょ!」

以前聞いていた話と違う、人名や地名が違う、時代が違う。話を聞いていると、いろんな違う話が出てきます。でも、決して訂正してはいけません。話している途中で「それは叔父さんじゃなくて、従兄弟の○○だよ」「さっきは別の場所だって言ってたじゃない」などと口出しをすると、せっかく話そうとしていた気持ちに水を差します。しかも訂正しているあいだに、話したかった内容を忘れてしまうかもしれません。正しい話へと誘導する必要など皆無です。

警察の取り調べでもないのですから、正確性を求めなくて大丈夫。それに話の途中で「違うよ！」なんて口を出さなくても、回を重ねるごとに、ご自身の記憶力によって話のつじつまは合ってきます。その変化こそが、パーソナルソング・メソッドの効果が出ている証でもあります。

NGワード2

「ほらほら、あそこでしょ」「あのときのあれだよ」

実践者ご本人が「ええと……」と思いを巡らせているときに、「〇〇と行ったじゃない」「最初に〝つ〟がつくところだよ」など、ヒントを出してしまう方が本当によくいらっしゃいます。聞き手側は、実践者ご本人の記憶を引き出す手助けをしているつもりかもしれませんが、百害あって一利なし。ヒントを出された実践者は困惑するばかりです。

せっかく記憶の世界を楽しんでいたところに横槍を入れられ、不機嫌になる方もいらっしゃるでしょう。

それと高齢者に対して未就学児に接するような態度をとる方も多いですが、パーソナルソング・メソッドに取り組んでいるときは、初めて会う人生の先輩に接するという姿勢を崩さないでください。

NGワード3
「○○のことでしょ？」

実践者ご本人が、思い出せているのにそれをなかなか言葉にできない。これはパーソナルソング・メソッド中に頻繁に起きます。最初は優しく見守ることができていても、だんだんじれったくなったりイライラしたりしてきて、先回りするように「○○のこと？」「あぁ、○○へ出かけたときね」などと言いたくなる場面もあるでしょう。でも、これも完全なNGです。

実践者ご本人が思い出せないことに焦ったり、困った表情を浮かべたりしたときには、聞き手側は直前に話していた内容などとひもづけて、さりげなく別の話題へと誘導してあげましょう。そして、後ほど思い出せたときには、ちょっと大げさなくらい喜んであげるのがおすすめです。

話を弾ませる合いの手「さ・し・す・せ・そ」

否定せず、訂正せず、話を引き出す。この姿勢を貫く秘策が、「さ・し・す・せ・そ」の合いの手です。

さ　「さすが！」
し　「知らなかった～」
す　「すごい！」「素敵！」
せ　「センスあるね」
そ　「そうなんだ」「そっかぁ（うれしいね、大変だったね、などと続ける）」

「うん」「それで？」などのあいづちは単調で、盛り上がりにも欠けます。よいタイミングで「さ・し・す・せ・そ」の合いの手を大きなリアクションとともに挟むだけで場の空気があたたまり、実践者ご本人は気分よく話し続けられます。

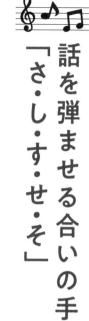

「どんな」から始まる1H話法で話が弾む！

「それって、どんなところなの？」「どんな人だったの？」「どんな服を着ていたの？」実践者ご本人への問いかけは、必ず「どんな」から始めます。

5W1HのうちHowしか使わないことから、専門用語では「1H話法」とも呼ばれる手法で、「どんな」と質問することで、実践者ご本人は脳内のあいまいなイメージを具体化していけます。

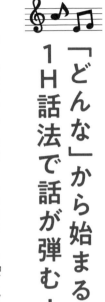

たとえば子どものころに自転車で転んでケガをした、というエピソードが出てきたとします。そこで「何かにつまずいたの？」「誰かと一緒にいたの？」などと聞いてしまうと、正確に答えなければというプレッシャーを与え、何も思い出すことができずに話がそこで終わってしまうリスクが。

一方、「どんな」から始まる質問では、「どんな色の自転車に乗っていたの？」「どんな道だった？」「転んだとき、どんな風景が見えた？」など、実践者ご本人に見えている（＝映像として脳内にある）範囲のことを聞けます。だから漠然とした光景でもなんとか話は続けられるし、連鎖的に違うことを思い出せる確率も高められるのです。

自然に話が広がり記憶を蘇らせる質問のコツ

最初のうちは話のどこにスポットを当てて質問するか迷うかもしれません。たとえば「仲のいい友だちと二人きりで、初めて映画館に映画を観に行ったの」という話題では〝仲のいい友だち〟〝二人きり〟〝映画館〟〝映画〟などにスポットを当てて質問をし、話を広げていくことができそうです。

話題のキーワードは、おもに〝人〟〝場所〟〝出来事〟〝アイテム〟〝時代・時期・時間〟の5つに大別できます。どこにスポットを当てるかは、実践者ご本人の話す様子から判断するしかありません。同じ人の名前が何度も繰り返されているなら人、憧れの場所に行ってうれしかったなら場所、というふうに聞き手側の印象に残るキーワードを掘り下げていきましょう。

キーワードジャンル	キーワード例	1H話法での質問例
人	両親、兄弟、友だち、親戚	どんな人が一緒でしたか？
場所	家、遊び場、出身地、商店街、学校	どんなところで遊んでいたんですか？
出来事	学校行事、遊び、趣味、就職	どんなことをしていたんですか？
アイテム	服装、蓄音機、釣り竿、裁縫道具	どんなふうに使っていましたか？
時代 時期 時間	戦争、四季、昼、夜	どんなときだったんですか？

ある80代女性と交わした実際の会話です。

「私は新潟の三条の出身ですが、この曲はお父さんが縁側に蓄音機を出してよく聴いていたのです」

この女性にとって〝出身地〟が重要なキーワードだと感じたら「三条はどんなところですか？」と尋ねましょう。〝人〟なら「お父さんはどんな人でしたか？」など、〝アイテム〟でしたら「蓄音機って、どんなふうに使うんですか？」などと質問します。

重要なキーワードが〝お父さん〟だと思ったら「縁側ということは夏の思い出かな？　お父さんはどんな服装だった？」「お父さんとは音楽を一緒に聴くほかに、どんなことをして遊んだの？」「お父さんは、どんなふうに話す人だった？」など、さまざまな視点から掘り下げていくことができます。こう質問することで、頭の中に鮮明な映像を描く手助けができるのです。

この方は、いくつか質問をしていくうちにお父さんの姿が具体化していき「歌の好きな優しいお父さんで、いつもきちんとしていました」と話しながら涙ぐんでいらっしゃいました。

このように日常では、なかなか思い出すことのない素敵な記憶を呼び覚ますお手伝いができるのは、私たちにとってもうれしいことの一つです。

たった1枚の写真が素敵な笑顔を呼ぶことも

その方のパーソナルソングが見つかり、思い出を聞かせてくれるようになったら、話に出てきた場所や有名人の写真などを準備しましょう。

パソコンやスマホの操作に慣れた方なら、話を聞きながら検索を試み、その場で画像を見せるのもいいでしょう。**写真や画像は、実践者ご本人の記憶をより鮮明にするとともに聞き手側の想像力を広げ、質問力を底上げします。**

高齢者の子ども時代を私たちは見てきたわけではないため、実際にどんなものを見聞きしてきたかはわかりません。それを補うのが、当時の写真や画像なのです。

あるとき、パーソナルソング・メソッドを実践した女性のTさんから「社交ダンスが好きでよく踊りに行った」という話題が出ました。すぐ、その場でパソコンを使い「社交ダンス」を検索し、華やかな衣装で踊っている写真をお見せしたのですが、あまり反応がよくありません。

そこで、もう一度しっかり検索画面を見てみると、社交ダンスにはワルツ、タンゴ、チャチャチャなどジャンルが複数あり、ジャンルによって踊りも衣装もまったく違うことがわかりました。

順番に画像を見ていただくと、「これこれ！」とTさんはワルツの写真を指さし、「ワルツは男の人がリードしてくれるから、女性はラクなのよね」と、さらに話題が広がっていきました。

画像には、実践者ご本人と聞き手側のイメージをすり合わせ、より話題を発展させてくれる効果があります。

別の女性Bさんは、「浅草で生まれたの」と話してくれました。浅草と言えば、真っ先に思い浮かべるのは雷門。あの大きな赤い提灯の画像を探してお見せすると「……」。ほとんど無反応でした。

話を続けるうちに、現在は存在しない「浅草伝宝町」という具体的な地名が出てきたので再度検索をし、そこで見つけた伝法院の写真をお見せすると素敵な笑顔が浮かび、次々に昔話が飛び出してきました。

聞き手側の思い込みによるミスリードがないように、写真や画像を上手に活用していきましょう。

回想録があれば いつでも記憶の世界に飛び込める

検索して見つけた写真や画像は、ぜひ保存しておいて〝回想録〟づくりに役立ててください。

私たちが1対1でパーソナルソング・メソッドを行うときには、プチ自分史とも言える回想録をつくって差し上げています。

パーソナルソング・メソッドでのやりとりに出てきたポジティブなキーワードを意識しながら、短い文章と写真で出生〜就職、結婚・出産など家族との思い出、現在という流れでまとめることが多いのですが、完成したものを見ると写真が中心の〝絵本回想録〟といったおもむきです。

冒頭でお話しした90代女性に2年ぶりに会う機会を得たと申し上げましたが、そのとき表紙に大きく〝○○ちゃんのものがたり〟と書いた絵本回想録を持参しました。2年ぶりの再会で私たちのことはすっかり忘れていた彼女ですが、通っていた小学校の写真を見つけると「みんなから○○ちゃんって呼ばれていてね」「男の子の友だちには○○コって呼ぶ人もいたの」とうれしそうに話し始めました。盆踊りのイラストを見れば「お友だちはこんなの着てた」「私のはこんな色だったわね～」と何度も何度もイラストをなぞりながら、目をキラキラ輝かせて饒舌に話します。

普段は何を聞いても無反応で会話のキャッチボールが成り立たない彼女が、思い出の写真を見ることで固有名詞はバンバン出てくるわ、笑顔になるわ、おしゃべりは止まらず上機嫌になるわで、付き添っていた介護士さんはただただ驚くばかりでした。

私たちにとっては、自分だけの回想録であれば、何年経っても記憶を引き出すトリガーになるのだと確信した出来事でもあります。

回想録は絶対につくらなければならないというものではありません。ただ実践者、聞き手側の双方に楽しい時間をもたらしてくれることだけは間違いないでしょう。

パーソナルソング・メソッド実践Q&A

Q 素人でも、この曲がパーソナルソングだとわかりますか？

A わかります。

ある曲を聴いたときに記憶が呼び覚まされれば、それがその方のパーソナルソングです。たいていの場合、曲を最後まで聴くことなく、途中から話し始めます（話し出したらボリュームを小さくしても、音楽を止めてもＯＫ）。

またパーソナルソングに出合うと、一瞬にして表情が明るくなります。それさえ見逃さなければ、迷うことはないでしょう。

Q 何度も同じ曲を聴いていたら飽きませんか？

A 飽きることはありません。

パーソナルソングは、記憶の金庫の扉を開く鍵です。同じ鍵で何度でも家の扉が開くように、パーソナルソングを聴けば何度でも記憶は蘇ります。何回も聴くからこそ、記憶が鮮明になるというメリットもあるのです。最初は「小学校の校庭で遊んでいた」と話していた方が「私が通っていたのは、第三〇〇小学校って言ってね」と固有名詞を挙げ始めたような例は数え切れないほどありますし、初回は「この曲はお父さんがよく歌っていた」という話だったのが、数回後には「寒い夜にお父さんの布団に潜り込むと、必ずこの歌を歌ってくれた」などといったように、記憶の細部がより具体的にもなっていきます。同じ曲こそ何度でも聴かせてあげてください。

Q 新しいことへの拒否反応が強く、パーソナルソング・メソッドをやろうと言っても断られる気がしています……。

A 最初は特にパーソナルソング・メソッドには触れず、「（付録の）CDを聴いてみない？　当時の音源のまま懐かしい曲が入っているらしいよ」と誘ってみるのはいかがでしょうか。

それさえも拒否される気がするなら、その方に聴こえる場所でＣＤをかけ、「この曲知ってる?」「これ、いつごろ流行った曲なの?」といつもと変わらぬ口調で尋ねるのもいいでしょう。たまたま耳に入った曲がパーソナルソングなら「おぉ、懐かしいな」などと言ってくるかもしれません。

くれぐれも、あなたのためにやってあげるんだ、自分のためなんだから嫌でもなんでもやるべきだ、のような高圧的な態度で接しないようにしてください。

第5章

パーソナルソングを見つけるために

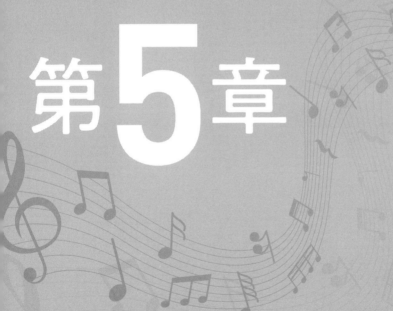

「高齢者向け」の楽曲の幅はあまりにも広い

高齢者向けの音楽というと、演歌、懐メロ、童謡、唱歌、クラシックなどがイメージされがちです。もちろん間違いではないのですが、こうしたジャンルや歌手でくるのではなく、パーソナルソングの場合は〝時代〟に着目して選曲します。たとえば同じ洋楽でも、ビートルズとエルヴィス・プレスリーは時代も曲もまるで違うからです。

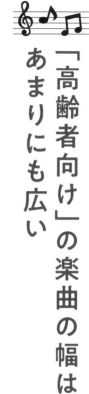

たとえば大正11年〜昭和6年に生まれた方がADL記憶を育んだ時代は日本が領土拡大を図っていたころです。ラジオの本放送を耳にするようになり映画のトーキーが全盛で、ヒット曲の歌手といえば、佐藤千夜子、藤山一郎、松平晃、ディック・ミネ、東海林太郎、高峰三枝子、渡辺はま子などの名前が挙がります。

その10歳下の昭和7年〜16年に生まれた方がADL記憶を育んだ時代は激動の戦中・戦後です。初のカラー映画上映が行われ、ラジオドラマが普及し『君の名は』が大ヒット。ヒット曲の歌手には、並木路子、近江俊郎、岡晴夫、美空ひばり、春日八郎などの名前があり、10年でかなり入れ替わりました。

さらに10歳下、昭和17年～26年生まれの方がＡＤＬ記憶を育んだ時代は高度成長期に突入。ＮＨＫのテレビ放送が始まり、レコード大賞が開始されるなど、新しい時代に入っています。ヒット曲の歌手は江利チエミ、三橋美智也、水原弘、島倉千代子、橋幸夫、舟木一夫、北島三郎などなので、またかなり入れ替わりました。

そのさらに10歳下の昭和27年～36年生まれの方がＡＤＬ記憶を育んだ時代はビートルズが来日し、川端康成がノーベル文学賞を受賞するなどの時代で坂本九、石原裕次郎、加山雄三、ピンキーとキラーズ、布施明などがヒット曲を出していました。

65歳以上を高齢者と呼ぶものの、同じ高齢者でも90歳までを考えるだけでも幅が25年もあります。やみくもに曲を流してもパーソナルソングはなかなか見つからないので、付属のＣＤにない場合は次ページからのベストヒット・チャートを参考にしてください。

記憶を蘇らせる曲を見つけるための
ベストヒット・チャート

	世相	流行	映画/出版	その他
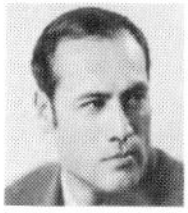 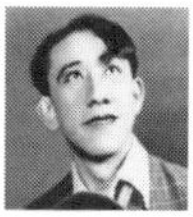	・アムステルダム五輪 ・三・一五事件 ・張作霖爆殺事件	「ハウスカレー」「キリンレモン」発売	「オックスフォード英語辞典」初版完成	
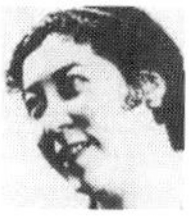	・NY株式市場大暴落 ・独飛行船ツェッペリン号飛来		「裁かるゝジャンヌ」 「大学は出たけれど」 「蟹工船/小林多喜二」 「蜘蛛男/江戸川乱歩」 「山椒魚/井伏鱒二」	
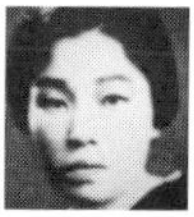	・浜口首相右翼に狙撃される ・浅間山爆発 ・銀座三越開店	エロ・グロ・ナンセンス	「西部戦線異状なし」 「放浪記/林芙美子」	
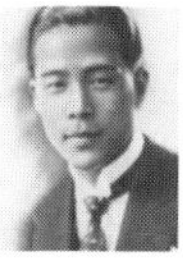 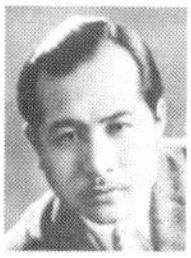	・満州事変	「いやじゃありませんか」	「街の灯」 「侍ニッポン」 「マダムと女房」 「卍/谷崎潤一郎」 漫画「のらくろ二等卒/田河水泡」 紙芝居「黄金バット/永松武雄」	
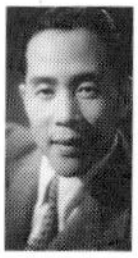 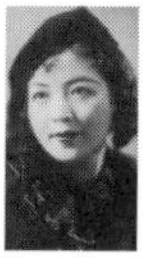 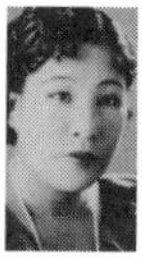	・満州国建国 ・五・一五事件 ・ロサンゼルス五輪	肉弾三勇士、十銭スタンド	「大人の見る繪本 生れてはみたけれど」 「天国に結ぶ恋」	チャップリン来日
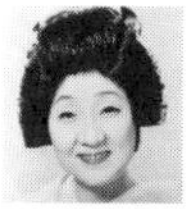 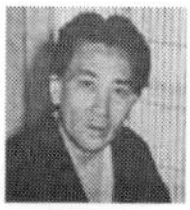 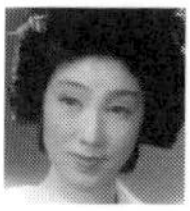 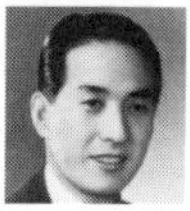 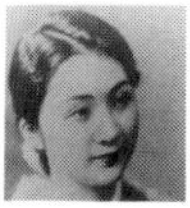	・国連脱退 ・皇太子（明仁）誕生 ・「東京音頭」は盆踊りで大ヒット	ヨーヨー、カフェー	「グランド・ホテル」 「キング・コング」 「巴里祭」 「女の一生/山本有三」 「春琴抄/谷崎潤一郎」	

左端の元号（西暦）欄にある「○○年生まれが10歳」から、該当する年を見つけましょう。

そこからの5年間に、記憶を蘇らせる可能性の高い曲があります

元号（西暦）	ヒット曲（オリジナル歌手・演奏者）	作詞者 作曲者
昭和3年（1928年） 大正7年生まれが10歳	伊豆大島波浮港が有名に **波浮の港**（藤原義江）	野口雨情 中山晋平
	日本語ジャズ・ソングの走り。同名の映画も **アラビアの唄**（二村定一）	F・フィッシャー（訳詞）堀内敬三 F・フィッシャー
昭和4年（1929年） 大正8年生まれが10歳	菊池寛の同名小説を映画化、そのタイアップ曲 **東京行進曲**（佐藤千夜子）	西條八十 中山晋平
昭和5年（1930年） 大正9年生まれが10歳	映画「祇園小唄絵日傘」主題歌 **祇園小唄**（葭町二三吉） CDに収録	長田幹彦 佐々紅華
昭和6年（1931年） 大正10年生まれが10歳	80万枚の大ヒット **酒は涙か溜息か**（藤山一郎）	髙橋掬太郎 古賀政男
	古賀が向ケ丘遊園辺りで浮かんだメロディー **丘を越えて**（藤山一郎）	島田芳文 古賀政男
	映画「侍ニッポン」主題歌 **侍ニッポン**（徳山 璉）	西條八十 松平信博
昭和7年（1932年） 大正11年生まれが10歳	最初は佐藤千夜子が歌唱 **影を慕いて**（藤山一郎）	古賀政男 古賀政男
	映画化され「涙の渡り鳥」に **涙の渡り鳥**（小林千代子）	西條八十 佐々木俊一
	同名映画主題歌 **銀座の柳**（四家文子）	西條八十 中山晋平
昭和8年（1933年） 大正12年生まれが10歳	前年に「丸の内音頭」として制作。120万枚 **東京音頭**（小唄勝太郎/三島一声）	西條八十 中山晋平
	元祖「ハア小唄」、映画化「島の娘」 **島の娘**（小唄勝太郎） CDに収録	長田幹彦 佐々木俊一
	映画「天竜下れば」主題歌 **天龍下れば**（市丸）	長田幹彦 中山晋平
	独ハーゲンベック・サーカスPR曲「来る来るサーカス/淡谷のり子」のB面 **サーカスの唄**（松平晃）	西條八十 古賀政男
	映画「十九の春」主題歌 **十九の春**（ミス・コロムビア）	西條八十 江口夜詩

	世相	流行	映画/出版	その他
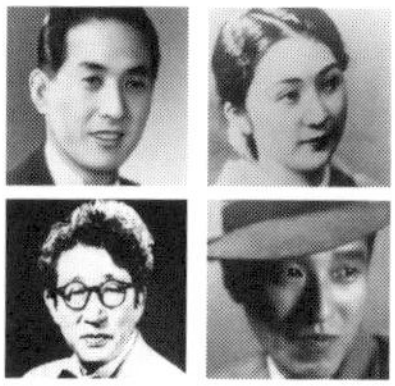	・室戸台風 ・ベーブ・ルース来日		「或る夜の出来事」 「あにいもうと/室生犀星」 「風の又三郎、セロ弾きのゴーシュ/宮沢賢治」	
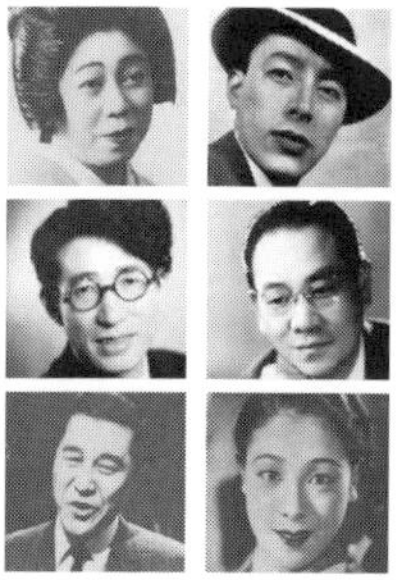	・相沢事件	忠犬ハチ公死亡	「雪之丞変化」林長二郎(のちの長谷川一夫)主演で大ヒット 「宮本武蔵/吉川英治」 「ドグラ・マグラ/夢野久作」 「ABC殺人事件/アガサ・クリスティ」	
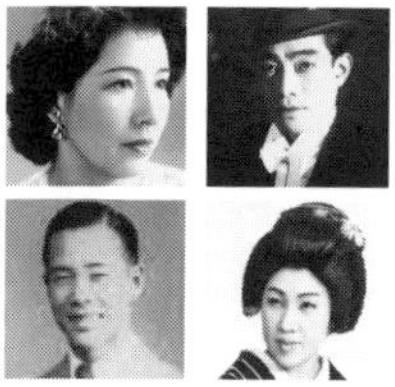	・二・二六事件 ・ベルリン五輪(前畑がんばれ) ・阿部定事件		「三十九夜」 「風立ちぬ/堀辰雄」 「真実一路/山本有三」 「怪人二十面相/江戸川乱歩」	「忘れちゃいやよ/渡辺はま子」が官能的だと発禁に
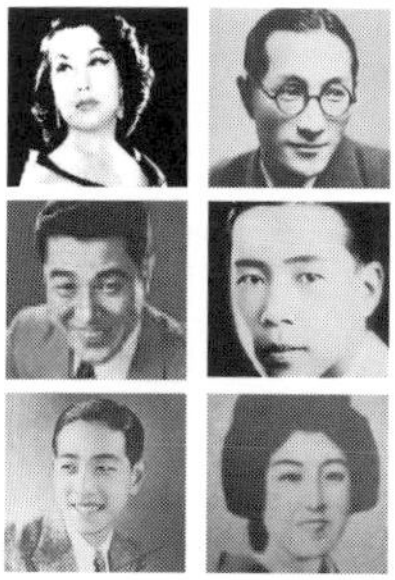	・7月に日中戦争(支那事変)始まる ・戦時体制が色濃くなる ・南京占領		「雪国/川端康成」 「若い人/石坂洋次郎」 「路傍の石/山本有三」 「少年探偵団/江戸川乱歩」	

元号(西暦)	ヒット曲(オリジナル歌手・演奏者)	作詞者 作曲者
昭和9年(1934年) 大正13年生まれが10歳	満州国設立に合わせ、大陸に目を向けさせる国策が背景に **急げ幌馬車**(松平晃)	島田芳文 江口夜詩
	「南の島へ/松平晃」のB面曲 **並木の雨**(ミス・コロムビア)	髙橋掬太郎 池田不二男
	映画「浅太郎赤城の唄」主題歌 **赤城の子守唄**(東海林太郎)	佐藤惣之助 竹岡信幸
	山路ふみ子主演で映画化 **国境の町**(東海林太郎)	大木惇夫 阿部武雄
	米国のヒットが飛び火してブームに **ダイナ**(ディック・ミネ)	(訳詞)三根耕一 H・アクスト
昭和10年(1935年) 大正14年生まれが10歳	映画化「船頭可愛や」、音丸は芸者ではなく下駄屋のおかみ **船頭可愛いや**(音丸)	髙橋掬太郎 古関裕而
	映画「大江戸出世小唄」主題歌、歌う映画スター第1号 **大江戸出世小唄**(高田浩吉)	湯浅みか/藤田まさと(補作) 杵屋正一郎
	上方落語「野崎詣り」にちなむ **野崎小唄**(東海林太郎) CDに収録	今中楓渓 大村能章
	朝日新聞の小説を映画化 **緑の地平線**(楠木繁夫)	佐藤惣之助 古賀政男
	映画「のぞかれた花嫁」主題歌 **二人は若い**(ディック・ミネ/星玲子)	玉川映二 古賀政男
昭和11年(1936年) 大正15年(昭和元年) 生まれが10歳	「ネェ小唄」の代表曲 **忘れちゃいやよ**(渡辺はま子)	最上洋 細田義勝
	「トカナントカ言っちゃって」B面 **エノケンのダイナ**(榎本健一) CDに収録	サトウハチロー H・アクスト
	映画化「東京ラプソディ」(藤山主演) **東京ラプソディ**(藤山一郎)	門田ゆたか 古賀政男
	映画「魂」主題歌 **男の純情**(藤山一郎)	佐藤惣之助 古賀政男
	映画「ウチの女房にゃ髭がある」主題歌 **あゝそれなのに**(美ち奴)	星野貞志 古賀政男
昭和12年(1937年) 昭和2年生まれが10歳	大連や満州でヒット、国内に飛び火 **別れのブルース**(淡谷のり子)	藤浦洸 服部良一
	映画化「妻恋道中」、40万枚 **妻恋道中**(上原敏) CDに収録	藤田まさと 阿部武雄
	映画「検事とその妹」主題歌 **人生の並木路**(ディック・ミネ)	佐藤惣之助 古賀政男
	映画「青い背広で」主題歌 **青い背広で**(藤山一郎)	佐藤惣之助 古賀政男
	山野三郎はサトウハチローの別名 **もしも月給が上ったら**(林伊佐緒/新橋みどり)	山野三郎 北村輝

	世相	流行	映画/出版	その他
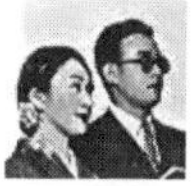 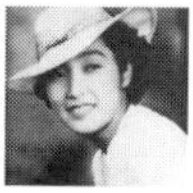 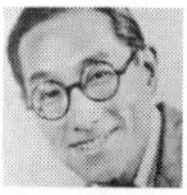 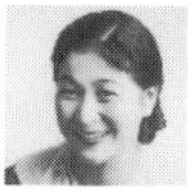 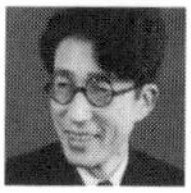 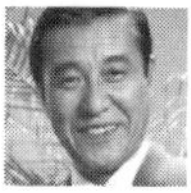	・「国家総動員法」公布	金属や綿製品に制限がかけられ代用品の時代に	「戦艦バウンティ号の叛乱」 「モダン・タイムス」 「愛染かつら」 「麦と兵隊/火野葦平」	
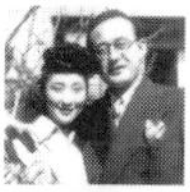 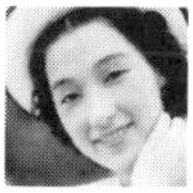 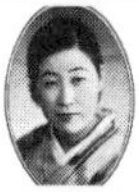 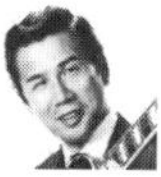 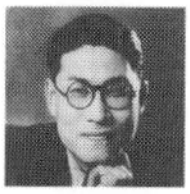	・第2次大戦勃発 ・ノモンハン事件 ・大相撲春場所で双葉山が敗れ69連勝で止まる		「鴛鴦歌合戦」 「愛と死/武者小路実篤」	
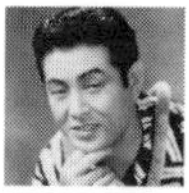 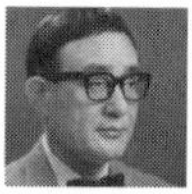 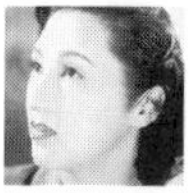 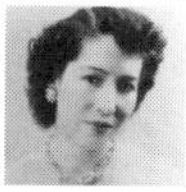 	・カタカナ語禁止 ・ぜいたくは敵だ!(東京のダンスホール閉鎖) ・紀元二千六百年	八紘一宇、 一億一心、 産めよ殖やせよ	「駅馬車」 「走れメロス/太宰治」 「夫婦善哉/織田作之助」 「三国志/吉川英治」	
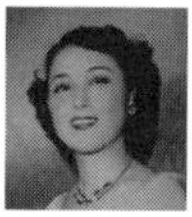	・真珠湾攻撃 ・米配給制開始	トラ・トラ・トラ	「スミス都へ行く」 「菜穂子/堀辰雄」	李香蘭日劇公演大行列

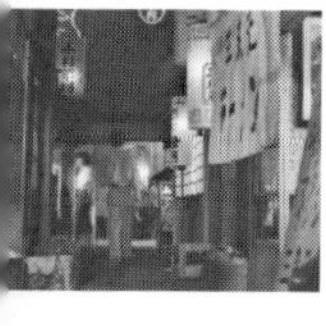
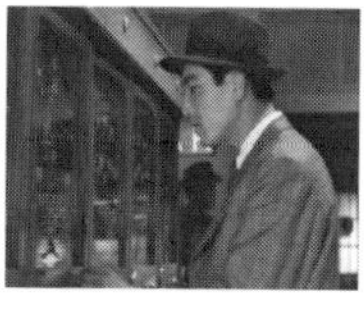
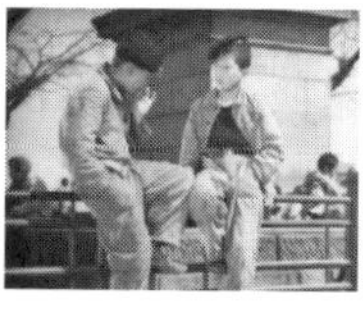
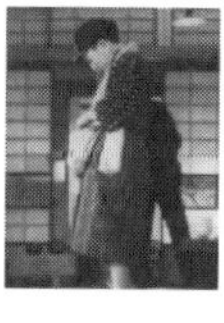
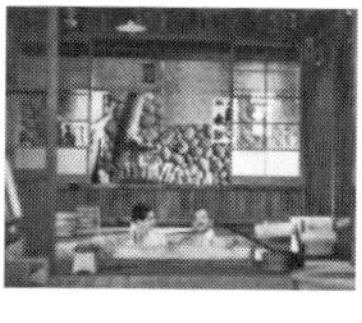

元号（西暦）	ヒット曲（オリジナル歌手・演奏者）	作詞者 作曲者
昭和13年（1938年） 昭和3年生まれが10歳	映画「愛染かつら」主題歌。80万枚 **旅の夜風**（霧島昇/ミス・コロムビア）	西條八十 万城目正
	映画「宵待草」主題歌 **宵待草**（高峰三枝子）	竹久夢二（二番：西條八十） 多 忠亮
	映画化「鴛鴦道中」 **鴛鴦（おしどり）道中**（上原敏/青葉笙子）	藤田まさと 阿部武雄
	火野葦平（あしへい）のベストセラー戦記文学がモチーフ **麦と兵隊**（東海林太郎） CDに収録	藤田まさと 大村能章
	清水の次郎長の三大子分を描いた股旅演歌 **旅姿三人男**（ディック・ミネ）	宮本旅人 鈴木哲夫
昭和14年（1939年） 昭和4年生まれが10歳	元の詞は「一杯のビール」 **一杯のコーヒーから**（霧島昇/ミス・コロムビア）	藤浦洸 服部良一
	映画「純情二重奏」主題歌 **純情二重奏**（霧島昇/高峰三枝子）	西條八十 万城目正
	兵隊をねぎらう歌だが、反戦歌にもとれる **ほんとにほんとに御苦労ね**（山中みゆき）	野村俊夫 倉若晴生
	田端義夫のデビュー曲 **島の船唄**（田端義夫）	清水みのる 倉若晴生
	浪曲でもヒットした **九段の母**（塩まさる）	石松秋二 能代八郎
昭和15年（1940年） 昭和5年生まれが10歳	映画「秀子の応援団長」挿入歌 **燦（きら）めく星座**（灰田勝彦）	佐伯孝夫 佐々木俊一
	映画「誰か故郷を想はざる」主題歌 **誰か故郷を想わざる**（霧島昇）	西條八十 古賀政男
	群馬県榛名湖が舞台 **湖畔の宿**（高峰三枝子）	佐藤惣之助 服部良一
	映画「蘇州夜曲」劇中歌 **蘇州夜曲**（渡辺はま子/霧島昇）	西條八十 服部良一
	NHKラジオのミスがきっかけで大ヒット **月月火水木金金**（内田栄一） CDに収録	高橋俊策 江口夜詩
昭和16年（1941年） 昭和6年生まれが10歳	昭和25年に、NHKラジオ「のど自慢素人演芸会」の人気曲に **十三夜**（小笠原美都子）	石松秋二 長津義司

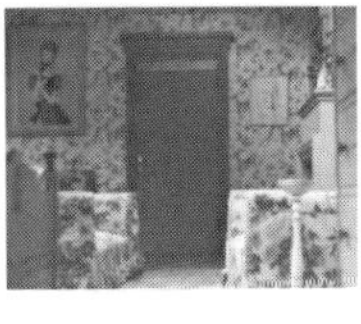
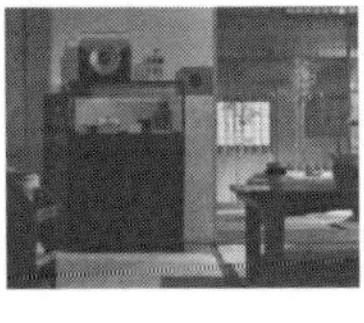
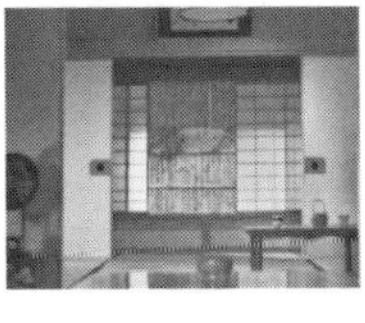
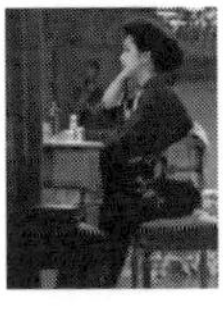
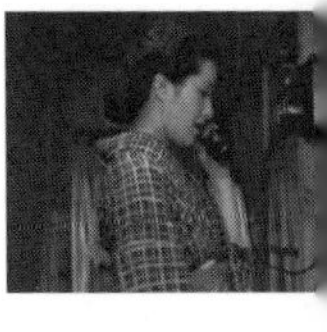

	世相	流行	映画/出版	その他
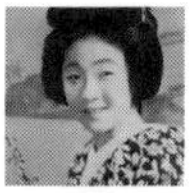 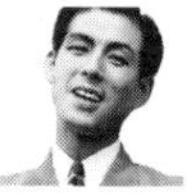 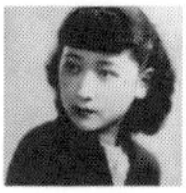 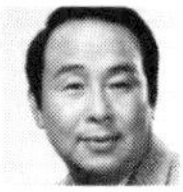 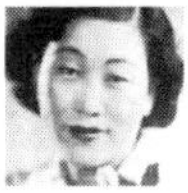	・大本営発表 ・「欲しがりません勝つまでは」		「ハワイ・マレー沖海戦」 「姿三四郎/富田常雄」 「山月記/中島敦」	
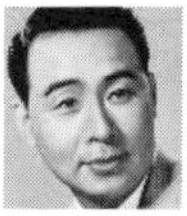 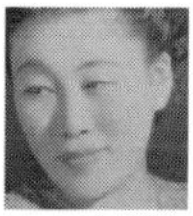	・初の「玉砕」報道 ・山本五十六戦死		「姿三四郎」 「無法松の一生」	ジャズ禁止
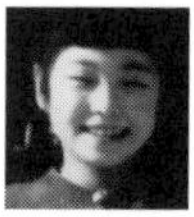	・空襲が増え学童疎開始まる	鬼畜米英、 竹槍	特高による言論弾圧	
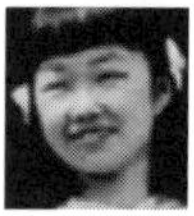	・本土空襲 ・原爆投下 ・敗戦	一億玉砕、 ギブ・ミー・チョコレート	「そよかぜ」 「ユーコンの叫び」 「日米会話手帳」	大相撲復活、GHQにより、柔道、剣道、弓道が禁止
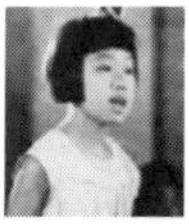 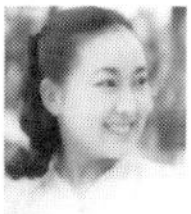 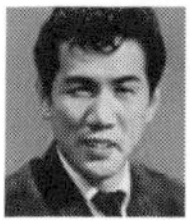 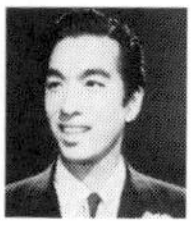	・天皇人間宣言 ・東京裁判 ・新憲法公布	アプレゲール、 カムカム英語、 DDT	「わが青春に悔なし」 「はたちの青春」 「カサブランカ」 「嘔吐/サルトル」 「愛情はふる星のごとく/尾崎秀実」	プロ野球再開
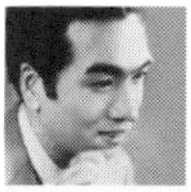 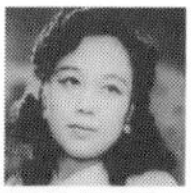 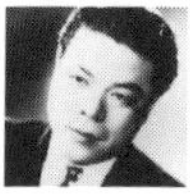 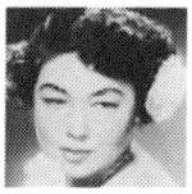	・新憲法施行 ・ベビーブーム～1949(団塊の世代)	斜陽族、 ダンスホール、 集団見合い、 こんな女に誰がした	「戦争と平和」 「桃色の店」 「青い山脈/石坂洋次郎」 「斜陽/太宰治」 「肉体の門/田村泰次郎」、 漫画「新宝島/手塚治虫」	古橋広之進が水泳400m自由形世界新記録

元号（西暦）	ヒット曲（オリジナル歌手・演奏者）	作詞者 作曲者
昭和17年（1942年） 昭和7年生まれが10歳	出征する夫を見送る歌だが、戦争関連の言葉がない **明日はお立ちか**（小唄勝太郎）	佐伯孝夫 佐々木俊一
	太平洋戦争で南国入りした日本軍の新聞記事が作詞のヒントに **ジャワのマンゴ売り**（灰田勝彦/大谷洌子）	門田ゆたか 佐野雅美
	映画「新雪」主題歌 **新雪**（灰田勝彦）	佐伯孝夫 佐々木俊一
	立教大学の鈴懸の径がモデルとされる **鈴懸の径**（灰田勝彦）	佐伯孝夫 灰田有紀彦
	映画化「婦系図」 **婦（おんな）系図の歌**（小畑実/藤原亮子）	佐伯孝夫 清水保雄
昭和18年（1943年） 昭和8年生まれが10歳	映画「伊那の勘太郎」主題歌 **勘太郎月夜唄**（小畑実/藤原亮子）	佐伯孝夫 清水保雄
昭和19年（1944年） 昭和9年生まれが10歳	戦意高揚の歌として終戦後封印され、歌詞改作のうえ昭和21年に復活 **お山の杉の子**（川田正子）	吉田テフ子 （補作：サトウハチロー） 佐々木すぐる
昭和20年（1945年） 昭和10年生まれが10歳	ラジオ「復員だより」テーマ曲 **里の秋**（川田正子）	斎藤信夫 海沼實
昭和21年（1946年） 昭和11年生まれが10歳	NHKラジオ「空の劇場」で発表 **みかんの花咲く丘**（川田正子）	加藤省吾 海沼實
	松竹映画「そよかぜ」主題歌 **リンゴの唄**（並木路子）	サトウハチロー 万城目正
	復員者がテーマ **かえり船**（田端義夫）	清水みのる 倉若晴生
	岡晴夫の愛称は「オカッパル」 **東京の花売娘**（岡晴夫） CDに収録	佐々詩生 上原げんと
昭和22年（1947年） 昭和12年生まれが10歳	映画化「泣くな小鳩よ」 **啼くな小鳩よ**（岡晴夫）	髙橋掬太郎 飯田三郎
	当初は淡谷のり子歌唱 **夜のプラットホーム**（二葉あき子）	奥野椰子夫 服部良一
	敗戦後のやるせない庶民に大ヒット **泪の乾杯**（竹山逸郎） CDに収録	東辰三 東辰三
	この歌から横浜に「港の見える丘公園」が誕生 **港が見える丘**（平野愛子） CDに収録	東辰三 東辰三
	映画「腰抜け二挺拳銃（コメディ西部劇映画）」使用曲 **ボタンとリボン**（ダイナ・ショア）	レイ・エバンズ ジェイ・リビングストン

	世相	流行	映画/出版	その他
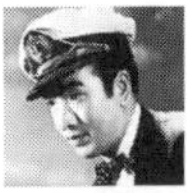 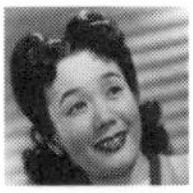 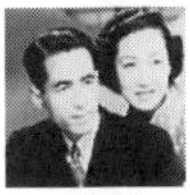 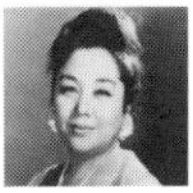 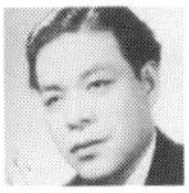	・帝銀事件 ・ガンジー暗殺 ・ロンドン五輪	鉄のカーテン、 ノルマ、 てんやわんや	「酔いどれ天使」 「手をつなぐ子等」 「美女と野獣」 「フィラデルフィア物語」 太宰治自殺、 「人間失格/太宰治」 「てんやわんや/獅子文六」 「罪と罰/ドストエフスキー」	
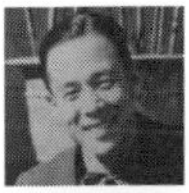 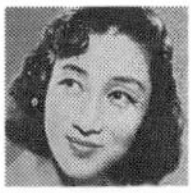 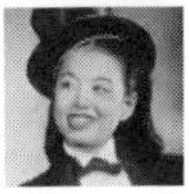 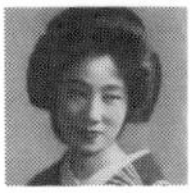 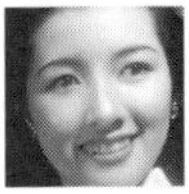	・古橋広之進が水泳3種目で世界新記録を樹立し「フジヤマのトビウオ」に ・湯川秀樹博士ノーベル賞 ・酒の自由販売開始(ビヤホール復活)	アジャパー、 駅弁大学、 ニコヨン、 能率手帳	「晩春」 「青い山脈」 「野良犬」 「ニノチカ」 「仮面の告白/三島由紀夫」	プロ野球セ・パに分裂 美空ひばりが「河童ブギウギ」でレコードデビュー
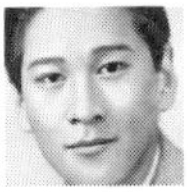 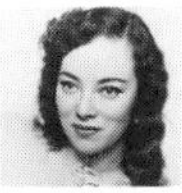 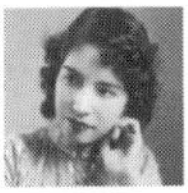 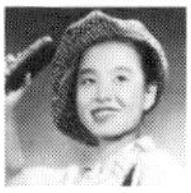 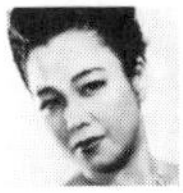	・レッドパージ始まる ・朝鮮戦争勃発 ・金閣寺焼失(見習い僧侶による放火)	ビニール・レインコート、 ブレザージャケット、 ネッカチーフ、 チラリズム	「赤い靴」 「自転車泥棒」 「また逢う日まで」(ガラス越しのキスシーンが話題に) 「細雪/谷崎潤一郎」 「チャタレイ夫人の恋人/ロレンス」がわいせつ罪で摘発	
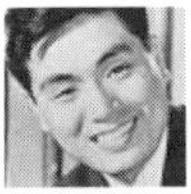 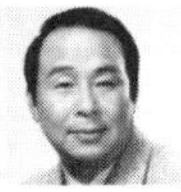 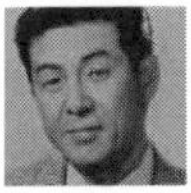 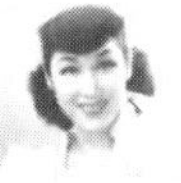 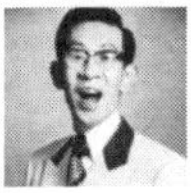	・サンフランシスコ講和条約調印 ・マッカーサー解任 ・第1回NHK紅白歌合戦(ラジオ)	LPレコード、 ソフトクリーム販売	「カルメン故郷に帰る」 「サンセット大通り」 「月光仮面/桑田次郎」 「異邦人/カミュ」 漫画「アトム大使/手塚治虫」	初の民放ラジオ開局 黒澤明「羅生門」がヴェネチア国際映画祭でグランプリ(金獅子賞)受賞

元号(西暦)	ヒット曲(オリジナル歌手・演奏者)	作詞者 作曲者
昭和23年(1948年) 昭和13生まれが10歳	映画化「憧れのハワイ航路」 **憧れのハワイ航路**(岡晴夫)	石本美由起 江口夜詩
	笠置の公演「踊る漫画祭・浦島再び竜宮へ行く」挿入歌 **東京ブギウギ**(笠置シヅ子)	鈴木勝 服部良一
	映画化「湯の町悲歌」 **湯の町エレジー**(近江俊郎)	野村俊夫 古賀政男
	広島原爆犠牲者への鎮魂歌 **フランチェスカの鐘**(二葉あき子)	菊田一夫 古関裕而
	NHKラジオ「のど自慢素人演芸会」から大ヒット **異国の丘**(竹山逸郎/中村耕造)	増田幸治(補作)佐伯孝夫 吉田正
昭和24年(1949年) 昭和14年生まれが10歳	映画「青い山脈」主題歌 **青い山脈**(藤山一郎/奈良光枝)	西條八十 服部良一
	映画「悲しき口笛」主題歌 **悲しき口笛**(美空ひばり)	藤浦洸 万城目正
	ブギウギ大流行、進駐軍にも大受けした **三味線ブギウギ**(市丸)	佐伯孝夫 服部良一
	映画「銀座カンカン娘」主題歌 **銀座カンカン娘**(高峰秀子)	佐伯孝夫 服部良一
	マンボブームに乗って流行 **マンボNo.5**(ペレス・プラード)	なし ペレス・プラード
昭和25年(1950年) 昭和15年生まれが10歳	連続ラジオドラマ「鐘の鳴る丘」挿入曲 **イヨマンテの夜**(伊藤久男)	菊田一夫 古関裕而
	映画「夜来香」主題歌 **夜来香**(山口淑子)	黎 錦光(訳詞)佐伯孝夫 黎 錦光
	NHK紅白歌合戦で4回歌唱 **桑港のチャイナタウン**(渡辺はま子)	佐伯孝夫 佐々木俊一
	映画「東京キッド」主題歌 **東京キッド**(美空ひばり)	藤浦洸 万城目正
	社交ダンスの曲として多く取り上げられた **水色のワルツ**(二葉あき子)	藤浦洸 髙木東六
昭和26年(1951年) 昭和16年生まれが10歳	敗戦後の引き揚げの別れがテーマ。映画「上海帰りのリル」主題歌 **上海帰りのリル**(津村謙)	東條寿三郎 渡久地政信
	映画「高原の駅よさようなら」主題歌 **高原の駅よさようなら**(小畑実)	佐伯孝夫 佐々木俊一
	ハワイアン調のヨーデルに女性ファンが飛びついて大ヒット **アルプスの牧場**(灰田勝彦)	佐伯孝夫 佐々木俊一
	「暁テル子○○売りシリーズ」3部作の3作目 **ミネソタの卵売り**(暁テル子)	佐伯孝夫 利根一郎
	第2回NHK紅白歌合戦で歌唱 **あこがれの郵便馬車**(岡本敦郎)	丘灯至夫 古関裕而

	世相	流行	映画/出版	その他
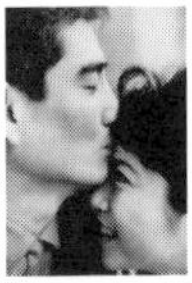 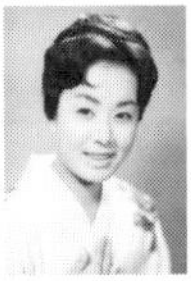 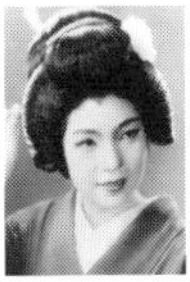	・血のメーデー事件 ・硬貨式公衆電話機登場 ・羽田空港が米軍から返還	ホンダ・カブ販売、ミルキー(不二家)、お茶づけ海苔(永谷園)新商品	「風と共に去りぬ」 「第三の男」 「天井桟敷の人々」 「チャップリンの殺人狂時代」 漫画「鉄腕アトム」連載開始 「二十四の瞳/壺井栄」 「アンネの日記/アンネ・フランク」	サンフランシスコ講和条約発効で日本は6年8か月ぶりに主権回復 ボクシング・世界フライ級で白井義男が日本人初の王者に
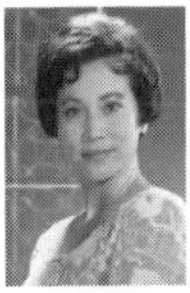 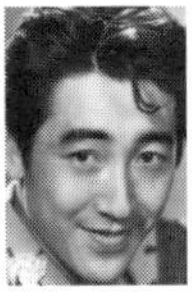 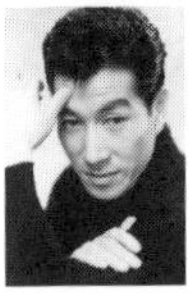	・吉田茂首相の「バカヤロー」発言 ・テレビ放送スタート ・日本初のセルフ・サービススーパーマーケット紀ノ国屋開店	「おこんばんは」トニー谷、 「真知子巻き」君の名は、 「八頭身美人」伊東絹子ミスユニバース世界3位	「君の名は」 「ひめゆりの塔」 「シェーン」 「禁じられた遊び」 「火の鳥/伊藤整」 「徳川家康/山岡荘八」 「第二の性/ボーヴォワール」	TV「ジェスチャー」 「何でもやりまショー」
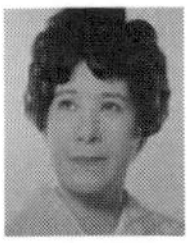 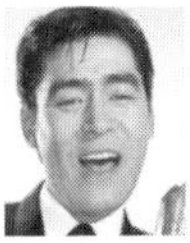 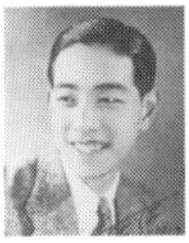 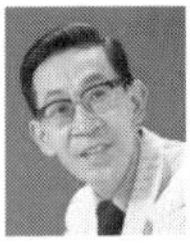	・第五福竜丸が被ばく ・地下鉄丸ノ内線開業 ・マリリン・モンロー、ジョー・ディマジオと来日	第1回モーターショー、CM「ミルキーはママの味(不二家)」、「ワ、ワ、ワ、ワが三つ(ミツワ石鹸)」	「ローマの休日」 「七人の侍」 「ゴジラ」 「二十四の瞳」 「潮騒/三島由紀夫」	防衛庁発足 陸上、海上、航空自衛隊発足
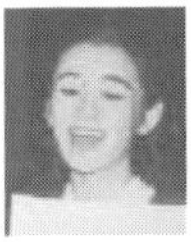 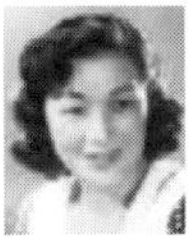 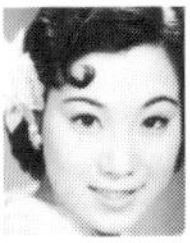 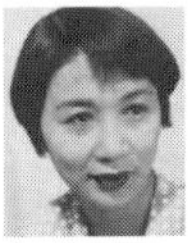	・高度成長期突入 ・「三種の神器」電気冷蔵庫、電気洗濯機、テレビジョン ・砂川闘争始まる	後楽園ゆうえんち開園、 歌声喫茶、 マンボダンス、 CM「明るいナショナル(松下電器産業)」	「エデンの東」 「暴力教室」 「夫婦善哉」 「広辞苑/新村出編」 「世界大百科事典/平凡社」 「ぼくら」「りぼん」など子ども向け漫画雑誌が創刊	初のアルミ貨1円硬貨発行 第1回原水爆禁止世界大会が広島で開催。長崎に平和記念像建立

元号（西暦）	ヒット曲（オリジナル歌手・演奏者）	作詞者 作曲者
昭和27年（1952年） 昭和17年生まれが10歳	江利チエミのデビュー曲。40万枚 **テネシー・ワルツ**（江利チエミ） CDに収録	P.W.キング・R.スチュワート（訳詞）和田寿三 P.W.キング・R.スチュワート
	ラジオドラマ「リンゴ園の少女」挿入歌 **リンゴ追分**（美空ひばり）	小沢不二夫 米山正夫
	神楽坂芸者を古賀政男と西條八十がスカウト **芸者ワルツ**（神楽坂はん子）	西條八十 古賀政男
	昭和30年に出した「東京へ行こうよ」が家出奨励と取られ放送・発売禁止に **泪の夜汽車**（真木不二夫） CDに収録	板倉文雄 平川浪竜
	同名映画主題曲 **第三の男**（アントン・カラス）	なし アントン・カラス
昭和28年（1953年） 昭和18年生まれが10歳	昭和27年NHKラジオドラマテーマ曲 **君の名は**（織井茂子）	菊田一夫 古関裕而
	戦犯容疑で拘置の高橋三吉大将の息子がモデル **街のサンドイッチマン**（鶴田浩二）	宮川哲夫 吉田正
	日本のシャンソン歌手第1号 **雪の降る街を**（高（こう）英男）	内村直也 中田喜直
	同名映画主題曲 **禁じられた遊び**（ナルシソ・イエペス）	なし ナルシソ・イエペス（編曲）
	同名映画主題曲 **雨に唄えば**（ジーン・ケリー）	アーサー・フリード ナシオ・ハーブ・ブラウン
昭和29年（1954年） 昭和19年生まれが10歳	端野いせがモデル。100万枚 **岸壁の母**（菊池章子）	藤田まさと 平川浪竜
	歌舞伎「与話情浮名横櫛（よわなさけうきなのよこぐし）」がテーマ **お富さん**（春日八郎）	山崎正 渡久地政信
	「ブギ真室川音頭」とも **真室川ブギ**（林伊佐緒）	矢野亮 山形県民謡
	岡本敦郎の代表曲 **高原列車は行く**（岡本敦郎）	丘灯至夫 古関裕而
昭和30年（1955年） 昭和20年生まれが10歳	流行語に。100万枚 **月がとっても青いから**（菅原都々子）	清水みのる 陸奥明
	大高が「望郷」などの映画を観てアルジェリアを想い作詞 **カスバの女**（エト邦枝）	大高ひさを 久我山明
	映画「この世の花」主題歌。島倉のデビュー曲 **この世の花**（島倉千代子）	西條八十 万城目正
	宮城の出世作。この歌がテーマのミュージカルも上演 **ガード下の靴みがき**（宮城まり子）	宮川哲夫 利根一郎
	1955年にシングルで発売され全米R&Bチャートでは7週連続1位 **オンリー・ユー**（ザ・プラターズ）	バック・ラム、アンデ・ランド バック・ラム、アンデ・ランド

	世相	流行	映画/出版	その他
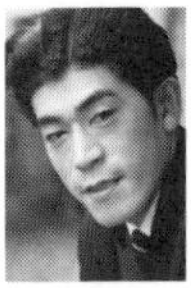 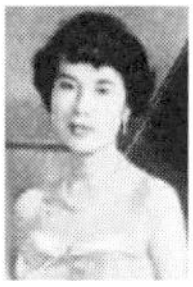 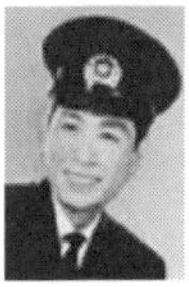 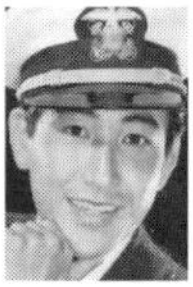	・国際連合に加盟 ・メルボルン/ストックホルム五輪 ・高度成長期突入。「もはや戦後ではない」と政府が宣言	太陽族、 慎太郎刈り、 アロハシャツ(太陽の季節)、 深夜喫茶	「太陽の季節」 「理由なき反抗」 「ビルマの竪琴」 「太陽の季節/石原慎太郎」 「金閣寺/三島由紀夫」 「夜と霧/フランクル」 「週刊新潮」創刊	映画女優グレース・ケリーがモナコ公国レーニエ3世と結婚 「テトラパック牛乳」協同乳業
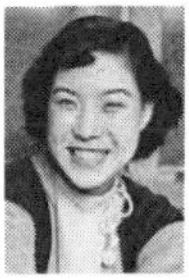 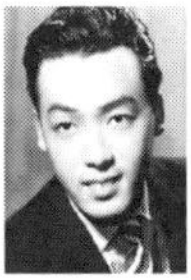 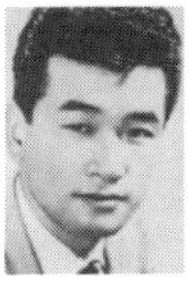	・新五千円札発行 ・東海村原子炉で日本初の「原子の灯」ともる ・犯罪専用電話「110番」が全国に拡大	ホッピング(玩具)	「喜びも悲しみも幾歳月」 「戦場にかける橋」 「道」 「ジャイアンツ」 「OK牧場の決斗」 「氷壁/井上靖」 「週刊女性」「週刊漫画」創刊 (雑誌の戦国時代に)	南極観測隊(越冬隊)が昭和基地開設
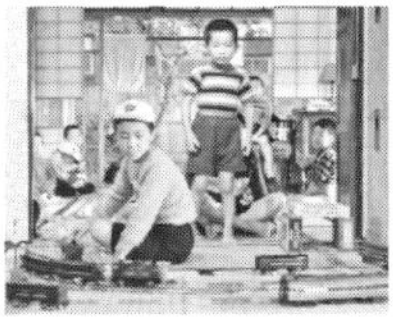	・東京タワー完成 ・一万円札発行 ・即席チキンラーメン ・缶コーヒー発売	フラフープ、 ロカビリー	「死刑台のエレベーター」 「鉄道員」 「楢山節考」 「無法松の一生」 「点と線/松本清張」 「陽の当たる坂道/石坂洋次郎」 「海と毒薬/遠藤周作」	月光仮面がTV放送 皇太子ご婚約発表、正田美智子さんとの「テニスコートの恋」 ポール・アンカ来日
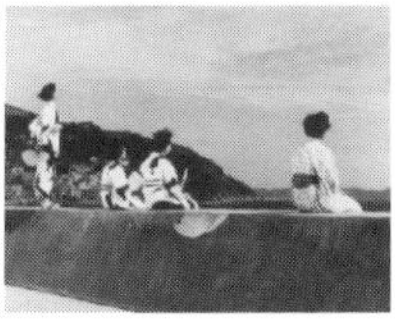	・皇太子ご成婚、ミッチーブーム ・安保闘争 ・伊勢湾台風	カミナリ族、 TVドラマ「ローハイド」	「人間の条件」 「週刊文春」「週刊少年サンデー」「週刊少年マガジン」が創刊 「敦煌/井上靖」	第1回日本レコード大賞開催 児島明子さんアジア人初のミス・ユニバースに輝く

元号（西暦）	ヒット曲（オリジナル歌手・演奏者）	作詞者 作曲者
昭和31年（1956年） 昭和21年生まれが10歳	映画化「哀愁列車」 **哀愁列車**（三橋美智也）	横井弘 鎌多俊與
	映画「知りすぎていた男」のドリス・デイの主題歌を日本語詞に **ケ・セラ・セラ**（ペギー葉山）	レイ・エバンズ （訳詞）音羽たかし ジェイ・リビングストン
	映画「若いお巡りさん」主題歌 **若いお巡りさん**（曽根史郎）	井田誠一 利根一郎
	鶴田浩二の最大のヒット **好きだった**（鶴田浩二）	宮川哲夫 吉田正
	米「エド・サリヴァン・ショー」初出演で披露し100万枚の注文が殺到 **ラブ・ミー・テンダー**（エルヴィス・プレスリー）	ヴェラ・マットソン エルヴィス・プレスリー
昭和32年（1957年） 昭和22年生まれが10歳	同名映画主題歌 150万枚 **東京だよおっ母さん**（島倉千代子）	野村俊夫 船村徹
	映画「喜びも悲しみも幾歳月」主題歌 **喜びも悲しみも幾歳月**（若山彰）	木下忠司 木下忠司
	有楽町そごうキャンペーンソング。翌年映画化 **有楽町で逢いましょう**（フランク永井）	佐伯孝夫 吉田正
	はとバスが舞台。翌年の同名映画の主題歌 **東京のバスガール**（コロムビア・ローズ）	丘灯至夫 上原げんと
	弟のベビーシッターへの片思いを綴った曲 **ダイアナ**（ポール・アンカ）	ポール・アンカ ポール・アンカ
昭和33年（1958年） 昭和23年生まれが10歳	同名映画の主題歌 **星は何でも知っている**（平尾昌晃）	水島哲 津々美洋
	映画「おーい中村君」の主題歌。50万枚 **おーい中村君**（若原一郎）	矢野亮 中野忠晴
	映画「無法松の一生」の主題歌。村田のデビュー曲 **無法松の一生**（村田英雄）	吉野夫二郎 古賀政男
	同名映画の「幸せになろうね」が流行語に。130万枚 **からたち日記**（島倉千代子）	西沢爽 遠藤実
	映画「嵐を呼ぶ男」主題歌 **嵐を呼ぶ男**（石原裕次郎） CDに収録	井上梅次 大森盛太郎
昭和34年（1959年） 昭和24年生まれが10歳	NHK高知放送局テレビ開始記念番組で歌唱しヒット。100万枚 **南国土佐を後にして**（ペギー葉山）	武政英策 武政英策
	元はカテリーナ・ヴァレンテ「Passion Flower」 **情熱の花**（ザ・ピーナッツ）	音羽たかし/水島哲 ベートーヴェン
	岩戸景気でナイト・クラブが続々誕生。松尾和子のデビュー曲 **東京ナイト・クラブ**（フランク永井／松尾和子）	佐伯孝夫 吉田正
	映画「体当りすれすれ娘」主題歌 **黄色いさくらんぼ**（スリー・キャッツ）	星野哲郎 浜口庫之助
	第1回日本レコード大賞に **黒い花びら**（水原弘）	永六輔 中村八大

	世相	流行	映画/出版	その他
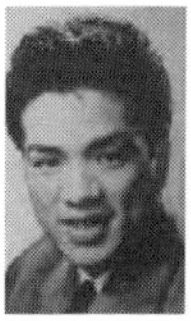 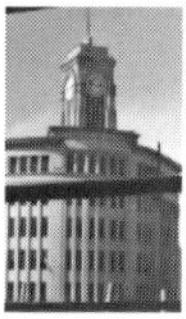	・浩宮様誕生 ・ローマ五輪 ・カラーテレビ登場	ダッコちゃん	「太陽がいっぱい」 「チャップリンの独裁者」 「どくとるマンボウ航海記/北杜夫」 「日本の黒い霧/松本清張」	ジャイアント馬場とアントニオ猪木デビュー
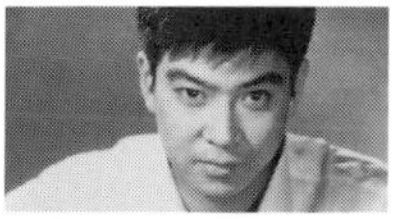 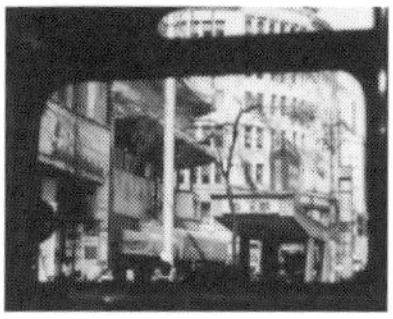	・TV普及台数901万台突破 ・NHK連続テレビ小説が放送開始 ・ソ連のガガーリン少佐人類初の宇宙飛行に成功「地球は青かった」	テープレコーダー、アンネナプキン、プラレール、プラモデル	「ウエスト・サイド物語」 「荒野の七人」 「用心棒」 「砂の器/松本清張」 「宴のあと/三島由紀夫」 「国民百科事典/平凡社」	J・F・ケネディが43歳で米大統領に就任 東独がベルリンの壁を設置
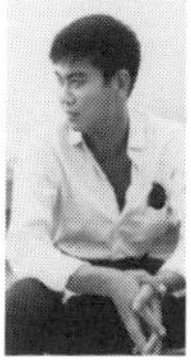 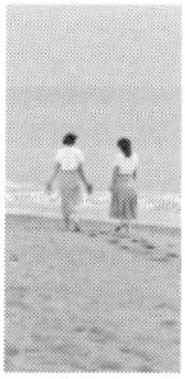	・首都高速道路1号線開通 ・国産旅客機YS-11初飛行 ・世界最大のタンカー「日章丸」完成	「わかっちゃいるけどやめられない」、「あたり前田のクラッカー」、ツイスト	「キューポラのある街」 「ニッポン無責任時代」 漫画「おそ松くん/赤塚不二夫」、「週刊TVガイド」創刊	プロボクシングのファイティング原田が19歳で世界フライ級王者に 堀江謙一が小型ヨットで世界初の太平洋単独横断
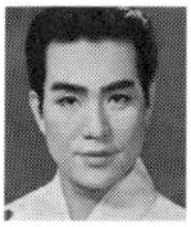 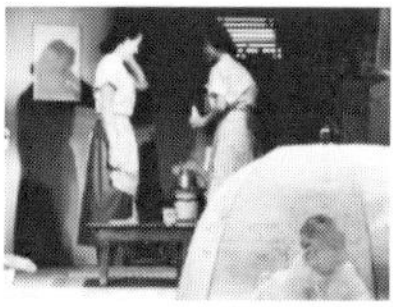	・ケネディ大統領暗殺 ・北九州市発足 ・昭和38年1月豪雪 ・巨人・大鵬・卵焼き	坂本九「上を向いて歩こう」がアメリカでも大ヒット	「天国と地獄」 「アラビアのロレンス」 「大脱走」 「竜馬がゆく/司馬遼太郎」	鉄腕アトムがTV放送開始 黒部ダム完成 日本初の高速、名神高速が部分開通

元号（西暦）	ヒット曲（オリジナル歌手・演奏者）	作詞者 作曲者
昭和35年（1960年） 昭和25年生まれが10歳	同名の映画、主題歌に **アカシアの雨がやむとき**（西田佐知子）	水木かおる 藤原秀行
	同名の映画、主題歌に **霧笛が俺を呼んでいる**（赤木圭一郎） CDに収録	水木かおる 藤原秀行
	小説「夫婦善哉/織田作之助」と連動してヒット **月の法善寺横町**（藤島桓夫）	十二村哲 飯田景応
	第2回日本レコード大賞新人賞に **潮来笠**（橋幸夫）	佐伯孝夫 吉田正
	この年の第11回NHK紅白歌合戦で歌唱 **潮来花嫁さん**（花村菊江）	柴田よしかず 水時富士夫
昭和36年（1961年） 昭和26年生まれが10歳	映画「街から街へつむじ風」挿入歌 **銀座の恋の物語**（石原裕次郎/牧村旬子）	大高ひさを 鏑木創
	坂田三吉棋士の物語。この年の第12回NHK紅白歌合戦で歌唱 **王将**（村田英雄）	西條八十 船村徹
	NHK「夢であいましょう・今月のうた」 **上を向いて歩こう**（坂本九）	永六輔 中村八大
	ベン・E・キングのヒットで知られる。50万枚。第12・14回NHK紅白歌合戦で歌唱 **ラストダンスは私に**（越路吹雪） CDに収録	ドク・ポーマス、モルト・シューマン （訳詞）岩谷時子 ドク・ポーマス モルト・シューマン
	18世紀フランスの「愛の喜び（Plaisir d'Amour）」を元に作曲 **好きにならずにいられない**（エルヴィス・プレスリー）	ルイージ・クレイトアー、ヒューゴ・ペレッティ、ジョージ・デイヴィッド・ウェイス ルイージ・クレイトアー、ヒューゴ・ペレッティ、ジョージ・デイヴィッド・ウェイス
昭和37年（1962年） 昭和27年生まれが10歳	映画「赤いハンカチ」の主題歌。北海道から火が付き250万枚 **赤いハンカチ**（石原裕次郎）	萩原四朗 上原賢六
	映画「いつでも夢を」主題歌。第4回日本レコード大賞受賞 **いつでも夢を**（橋幸夫/吉永小百合）	佐伯孝夫 吉田正
	元唄は米コニー・フランシス。100万枚 **可愛いベイビー**（中尾ミエ）	ビル・ノーマン （訳詞）漣健児 ドン・スターリング
	NHK「夢であいましょう・今月のうた」 **遠くへ行きたい**（ジェリー藤尾）	永六輔 中村八大
	デビュー曲。米で100万枚以上のセールスを記録 **ラブ・ミー・ドゥ**（ザ・ビートルズ）	ジョン・レノン、ポール・マッカートニー ジョン・レノン、ポール・マッカートニー
昭和38年（1963年） 昭和28年生まれが10歳	第5回レコード大賞新人賞受賞 **高校三年生**（舟木一夫）	丘灯至夫 遠藤実
	ミュージカル「見上げてごらん夜の星を」主題歌 **見上げてごらん夜の星を**（坂本九） CDに収録	永六輔 いずみたく
	ポップス歌謡の走り。"無国籍歌謡"とも呼ばれた **恋のバカンス**（ザ・ピーナッツ）	岩谷時子 宮川泰
	NHK「夢であいましょう・今月のうた」 **こんにちは赤ちゃん**（梓みちよ）	永六輔 中村八大
	10社競作。三波春夫盤がいちばん売れ130万枚 **東京五輪音頭**（三波春夫）	宮田隆 古賀政男

	世相	流行	映画/出版	その他
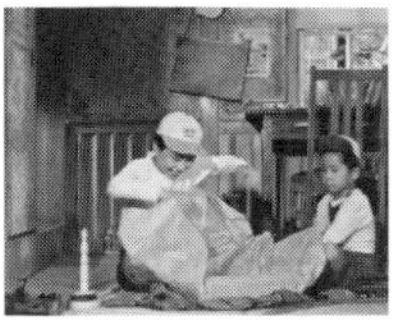	・海外渡航自由化 ・東京オリンピック開催 ・東海道新幹線開通(東京-新大阪 ひかり) ・東京モノレール開通 ・新潟地震	みゆき族、 コンパニオン、 ウルトラC、 シェー	「マイ・フェア・レディ」 「シェルブールの雨傘」 週刊誌「平凡パンチ」創刊	アジア初の五輪開催、女子バレーボール「東洋の魔女」、体操「体操ニッポン」、重量挙げなどで金16個。「パラリンピック」という言葉が使われたのもこの年の東京大会が初
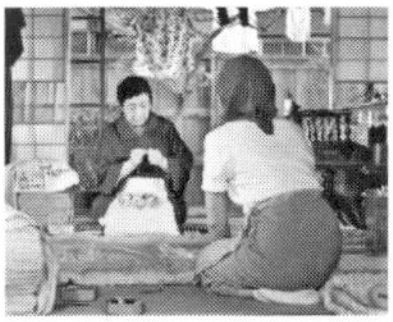	・日韓基本条約調印 ・第1回ドラフト会議 ・億ション登場	モンキーダンス、 ゴーゴー、 エレキギター	「赤ひげ」 「網走番外地」 「サウンド・オブ・ミュージック」 「白い巨塔/山崎豊子」 「氷点/三浦綾子」	初カラーアニメ「ジャングル大帝　進めレオ!」公開 「11PM」が放送開始
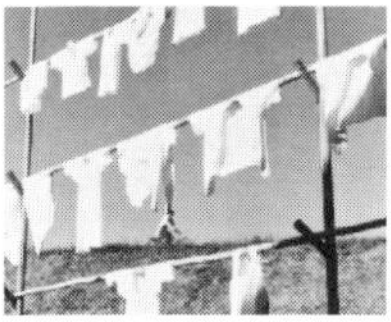	・全日空羽田沖墜落事故 ・日本でメートル法完全施行 ・ビートルズ来日(グループ・サウンズ・ブーム)	ミリタリールック、 新商品ポッキー(グリコ)、 ドラマ「おはなはん」	「白い巨塔」 「戦争と平和」 「男と女」 「市民ケーン」 「黒い雨/井伏鱒二」 「沈黙/遠藤周作」 漫画「巨人の星/梶原一騎・川崎のぼる」	ウルトラマンシリーズが放送開始 日本の総人口1億人突破 新三種の神器の時代到来(カー(自家用車)・クーラー・カラーテレビ)
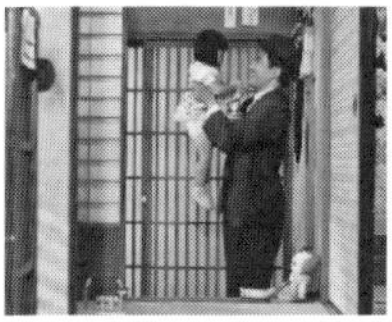	・革新派の美濃部東京都知事が誕生 ・ツイッギー来日(ミニスカートブーム) ・成田闘争	ボーリングブーム、 深夜放送(ラジオ)、 アングラ演劇(唐十郎・寺山修司など)、 フーテン族、 ヒッピー族	「昼顔」 「日本のいちばん長い日」 「華岡青洲の妻/有吉佐和子」 「頭の体操/多湖輝」 「万延元年のフットボール/大江健三郎」	リカちゃん人形登場 ヨーロッパ共同体(EC)発足 ハワイ出身高見山が十両昇進、外国人初の関取に

元号（西暦）	ヒット曲（オリジナル歌手・演奏者）	作詞者 作曲者
昭和39年（1964年） 昭和29年生まれが10歳	250万枚の大ヒット **お座敷小唄**（松尾和子/和田弘とマヒナ・スターズ）	不詳 陸奥明
	第6回レコード大賞新人賞に **アンコ椿は恋の花**（都はるみ）	星野哲郎 市川昭介
	同名のテレビドラマ主題歌。翌年の第7回日本レコード大賞受賞 **柔**（美空ひばり）	関沢新一 古賀政男
	“金のタマゴ”と呼ばれた農村の青年たちが就職列車で上京 **あゝ上野駅**（井沢八郎）	関口義明 荒井英一
	作詞の木村利人は早稲田大学人間科学部名誉教授 **幸せなら手をたたこう**（坂本九） CDに収録	木村利人 アメリカ民謡
昭和40年（1965年） 昭和30年生まれが10歳	同名の映画に **赤いグラス**（アイ・ジョージ/志摩ちなみ）	門井八郎 牧野昭一
	田代とマヒナ・スターズのスキャンダルも話題に **愛して愛して愛しちゃったのよ**（田代美代子/和田弘とマヒナスターズ）	浜口庫之助 浜口庫之助
	映画「涙の連絡船」 **涙の連絡船**（都はるみ）	関沢新一 市川昭介
	北島の12曲の「女（ひと）」シリーズ第一弾。140万枚 **函館の女（ひと）**（北島三郎）	星野哲郎 島津伸男
	全米、全英チャートで1位を獲得 **サティスファクション**（ザ・ローリング・ストーンズ）	ミック・ジャガー、キース・リチャーズ ミック・ジャガー、キース・リチャーズ
昭和41年（1966年） 昭和31年生まれが10歳	フォークブームの先駆け。NHK「みんなのうた」放送後大きな反響が **バラが咲いた**（マイク真木）	浜口庫之助 浜口庫之助
	ザ・ワイルド・ワンズのデビュー曲。100万枚超え **想い出の渚**（ザ・ワイルド・ワンズ）	鳥塚繁樹 加瀬邦彦
	映画「エレキの若大将」主題歌 **君といつまでも**（加山雄三）	岩谷時子 弾厚作
	摩周湖の神秘的な霧は6～7月が多発シーズン **霧の摩周湖**（布施明）	水島哲 平尾昌晃
	ゴーゴー全盛の当時、地味なキャンペーンで火がつき250万枚のヒットに **星影のワルツ**（千昌夫）	白鳥園枝 遠藤実
昭和42年（1967年） 昭和32年生まれが10歳	もとはCMソング **世界は二人のために**（佐良直美）	山上路夫 いずみたく
	第9回日本レコード大賞に。映画「年ごろ」挿入歌。150万枚 **ブルー・シャトウ**（ジャッキー吉川とブルー・コメッツ）	橋本淳 井上忠夫
	140万枚のヒット **真赤な太陽**（美空ひばり/ジャッキー吉川とブルー・コメッツ）	吉岡治 原信夫
	ラジオ関西「若さでアタック」、ニッポン放送「オールナイトニッポン」などのラジオ深夜番組で人気が沸騰。283万枚 **帰って来たヨッパライ**（ザ・フォーク・クルセイダーズ）	松山猛/北山修 加藤和彦
	歌詞が流行語に **小指の思い出**（伊東ゆかり）	有馬三恵子 鈴木淳

	世相	流行	映画/出版	その他
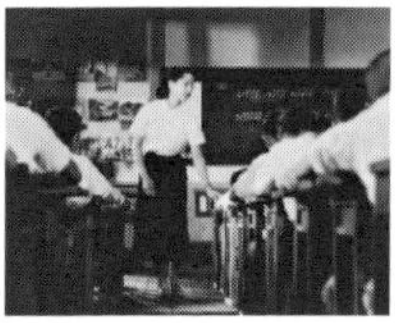	・郵便番号制スタート ・3億円事件 ・東名高速道路開通 ・メキシコシティー五輪		「ロミオとジュリエット」 「猿の惑星」 「2001年宇宙の旅」 「卒業」 「俺たちに明日はない」 川端康成ノーベル文学賞受賞 漫画「あしたのジョー/高森朝雄・ちばてつや」 「週刊少年ジャンプ」創刊、「ハレンチ学園/永井豪」など(スカートめくりが流行)	オリコンランキング開始 メキシコ五輪でサッカーが銅メダル 大学紛争(学生運動激化、パリでは五月革命)
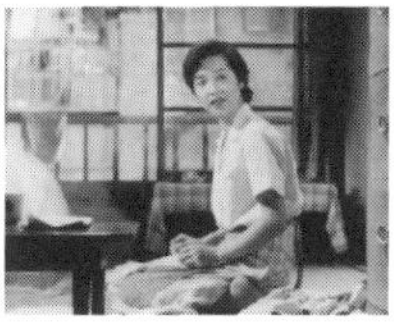	・東大安田講堂攻防戦 ・アポロ11号が人類初の月面着陸 ・八重洲地下街オープン	CM「Oh!モーレツ」丸善ガソリン、 CM「はっぱふみふみ」パイロット万年筆、 「アッと驚くタメゴロー」	「男はつらいよ」第1作 「真夜中のカーボーイ」 「ローズマリーの赤ちゃん」 「少年チャンピオン」隔週で創刊、連載は「あばしり一家/永井豪」など	「8時だョ!全員集合」が放送開始 テレビアニメの「サザエさん」が放送開始
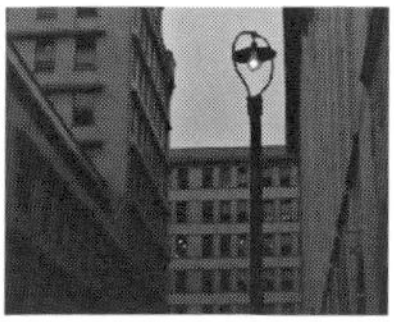	・日本万国博覧会(大阪万博)開催 ・よど号ハイジャック事件 ・ウーマンリブ	フリスビー、 CM「ウーン、マンダム」丹頂、 「使い捨てライター」クラウン、 「ケンタッキー・フライド・チキン」1号店、 「すかいらーく」1号店	「イージー・ライダー」 「明日に向かって撃て!」 「いちご白書」 「an・an」創刊 漫画「銭ゲバ/ジョージ秋山」 漫画「ヤスジのメッタメタガキ道講座/谷岡ヤスジ」	ビートルズ解散 トミーがトミカ発売 三島由紀夫自決 冒険家植村直己世界初の5大陸最高峰登頂

楽曲に関する表記は一部を除き日本音楽著作権協会(JASRAC)の表記に準拠

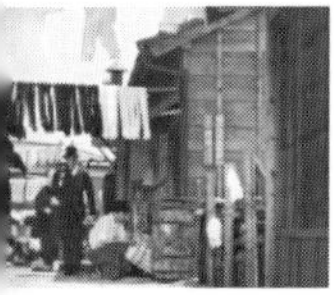

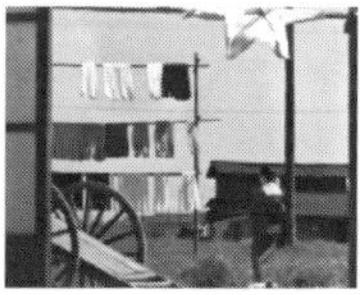

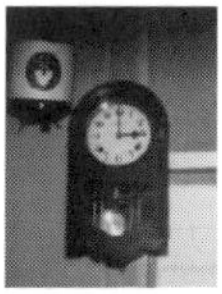

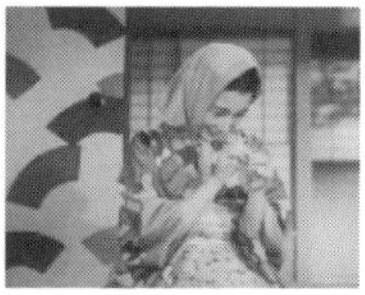

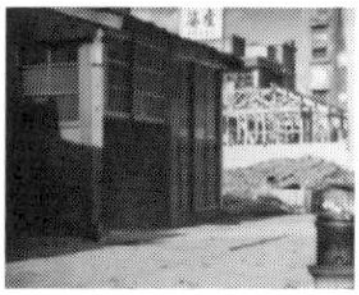

元号（西暦）	ヒット曲（オリジナル歌手・演奏者）	作詞者 作曲者
昭和43年（1968年） 昭和33年生まれが10歳	加橋かつみが初めてリード・ヴォーカルを担当した曲 **花の首飾り**（ザ・タイガース）	菅原房子、 （補作）なかにし礼 すぎやまこういち
	ザ・テンプターズの最大のヒット **エメラルドの伝説**（ザ・テンプターズ）	なかにし礼 村井邦彦
	中川五郎の原案を改訂し歌ううちに広がった。90万枚 **受験生ブルース**（高石ともや）	中川五郎 高石友也
	第10回日本レコード大賞新人賞に **恋の季節**（ピンキーとキラーズ）	岩谷時子 いずみたく
	映画「コント55号 人類の大弱点」挿入歌 **ブルー・ライト・ヨコハマ**（いしだあゆみ）	橋本淳 筒美京平
	昭和43年日本公開映画「卒業」挿入曲 **サウンド・オブ・サイレンス**（サイモン&ガーファンクル）	ポール・サイモン ポール・サイモン
昭和44年（1969年） 昭和34年生まれが10歳	翌年の第12回日本レコード大賞に **今日でお別れ**（菅原洋一）	なかにし礼 宇井あきら
	デビュー曲。第11回日本レコード大賞新人賞受賞。58万枚 **風**（はしだのりひことシューベルツ）	北山修 端田宣彦
	第11回日本レコード大賞新人賞受賞 **長崎は今日も雨だった**（内山田洋とクールファイブ）	永田貴子 彩木雅夫
	第11回日本レコード大賞新人賞受賞。45万枚 **真夜中のギター**（千賀かほる）	吉岡治 河村利夫
	寺山修司の「天井桟敷」新人女優、カルメン・マキのデビュー曲。この年の紅白歌合戦で歌唱 **時には母のない子のように**（カルメン・マキ）	寺山修司 田中未知
昭和45年（1970年） 昭和35年生まれが10歳	前年の「新宿の女」に続くヒット。この後「女のブルース」「命預けます」と立て続けにヒットを飛ばす **圭子の夢は夜ひらく**（藤圭子）	石坂まさを 曽根幸明
	森繁久彌が昭和40年に発売した曲のリメイク **知床旅情**（加藤登紀子）	森繁久彌 森繁久彌
	累計売上100万枚。第12回日本レコード大賞新人賞 **走れコウタロー**（ソルティー・シュガー）	池田謙吉 池田謙吉、前田伸夫
	累計売上30万枚以上 **戦争を知らない子供たち**（ジローズ）	北山修 杉田二郎
	昭和45年日本公開映画「明日に向って撃て！」挿入歌 **雨にぬれても**（B・J・トーマス）	ハル・デヴィッド バート・バカラック

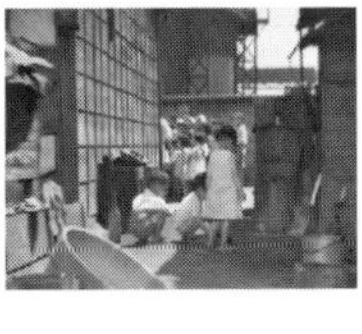
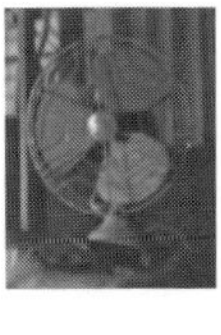
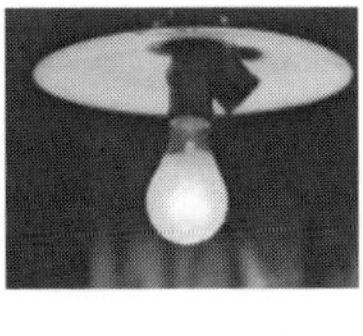
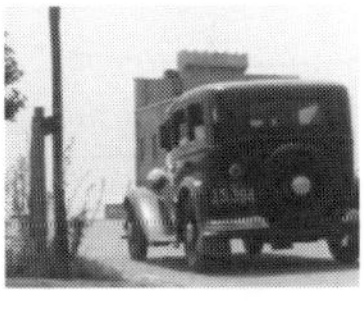
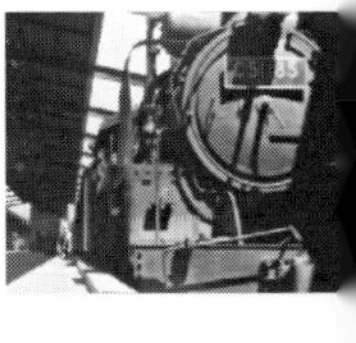

おわりに

レコード店の倅《せがれ》として生まれ、レコード会社勤務を経て半世紀以上、膨大な数の曲を聴いてきた私は、何を聴いても、その曲がどういう構造で何がルーツなのかがすぐに判《わか》ります。おそらく曲を聴いて浮かぶのは思い出ではなく、膨大な曲でできた樹形図なのでしょう。

パーソナルソング・メソッドで、その樹形図にある曲を聴いていただくことでみなさんの楽しい記憶が蘇り、笑顔を見ることに毎回格別な喜びを感じるのは、今は亡き父や母がお客さまの好きそうなレコードを勧めては、喜んでもらっていた姿に自分を重ねているのかもしれません。

最後までお読みくださり、ありがとうございました。

本書が、ひとりでも多くの方の笑顔を取り戻すきっかけになることを、心より願っております。

「PSM（パーソナルソング・メソッド）ナビ」について

一般社団法人日本パーソナルソング・メソッド協会（JPSMA）では、より手軽にパーソナルソング・メソッドを実践できるwebサービス「PSMナビ」を開発しました。「PSMナビ」では、対象者の年齢を入力するだけで適した音源をすぐにピックアップし、YouTubeの参考URLをクリックするだけで楽曲を聴いていただけます。

さらに、その曲が流行した年に起きた出来事や流行ったものを同じ画面で知ることができ、関連する写真も表示されます。聞き手側にとっては、実践者ご本人が生きた時代を知る手がかりとなり会話の糸口が生まれますし、実践者ご本人にとっては、その出来事や写真がさらに記憶を引き出すトリガーとなります。

パーソナルソング・メソッドに魅力は感じているけれど、曲を探したり写真を準備したりする時間がとれないという個人の方、複数の方に実施したいと思われる高齢者施設や医療機関の方に利用をおすすめしています。インターネット環境があれば、パソコン、タブレット端末などで利用が可能です。

詳細はこちらでご確認いただくか
「JPSMA」で検索してください。
日本パーソナルソング・メソッド協会ホームページ
https://www.psm.jp.net

「PSMナビ」は、高齢者施設（老人福祉法、健康保険法、介護保険法に基づいて建てられた施設）、医療機関、個人の居宅での使用を前提に提供されています。上記以外での使用には別途手続きが必要ですので、事前にご連絡をお願いいたします。

連絡先 **info@psm.jp.net**

著者 **津森修二**（つもり・しゅうじ）
一般社団法人 日本パーソナルソング・メソッド協会理事。一般社団法人 日本認知症予防学会、特定非営利活動法人 日本回想療法学会所属。心療回想士。
1961年、新潟県生まれ。東芝EMI、ワーナーミュージック・ジャパンを経て2001年エイベックス・グループに入社。2008年、日本初のCM映像集DVD『The Coca-Cola TVCF Chronicles』で第50回日本レコード大賞企画賞を受賞。2012年、制作に携わったエクササイズDVD『TRF イージー・ドゥ・ダンササイズ』が350万枚を超える空前の大ヒット。2017年ツモリレコード株式会社を設立。2020年に創設された一般社団法人 日本パーソナルソング・メソッド協会でも理事を務め、高齢者の認知症予防や進行抑制に音楽や映像を活かした心療回想法を提唱・実践している。

監修者 **藤井昌彦**（ふじい・まさひこ）
医学博士。東北大学医学部加齢・老年病科臨床教授。医療法人東北医療福祉会理事長。一般社団法人 日本老年医学会所属。
1958年、秋田県生まれ。弘前大学医学部、同大学院卒業。東北大学大学院研究生を経て、開設した認知症専門病院である山形厚生病院および仙台富沢病院の統括診療に当たる。一般社団法人 日本老年医学会代議員、一般社団法人 日本認知症情動療法協会理事長も務める。

聴くだけで記憶が鮮明に蘇る
パーソナルソング　CDつき

2021年12月5日　初版印刷
2021年12月15日　初版発行

著　　者　津森修二
発 行 人　植木宣隆
発 行 所　株式会社サンマーク出版
〒169-0075　東京都新宿区高田馬場2-16-11
電話 03-5272-3166
印　　刷　共同印刷株式会社
製　　本　株式会社若林製本工場

ISBN978-4-7631-3930-6　C2036

ホームページ　https://www.sunmark.co.jp